生物医学工程基础实验指导

SHENGWU YIXUE GONGCHENG JICHU SHIYAN ZHIDAO

■ 朱 勇 编 著

U0245021

大连理工大学出版社

图书在版编目(CIP)数据

生物医学工程基础实验指导 / 朱勇编著. — 大连：
大连理工大学出版社，2018.10(2024.2重印)
ISBN 978-7-5685-1555-9

Ⅰ. ①生… Ⅱ. ①朱… Ⅲ. ①生物工程－医学工程－
实验－高等学校－教学参考资料 Ⅳ. ①R318-33

中国版本图书馆 CIP 数据核字(2018)第 138883 号

大连理工大学出版社出版
地址：大连市软件园路 80 号　邮政编码：116023
发行：0411-84708842　邮购：0411-84708943　传真：0411-84701466
E-mail：dutp@dutp.cn　　　URL：https://www.dutp.cn
大连益欣印刷有限公司印刷　　大连理工大学出版社发行

幅面尺寸：185mm×260mm　　印张：7.75　　字数：178 千字
2018 年 10 月第 1 版　　　2024 年 2 月第 2 次印刷

责任编辑：王晓历　　　　　　　　责任校对：王　艳
封面设计：张　莹

ISBN 978-7-5685-1555-9　　　　　　　定　价：22.00 元

前　言

　　医学是人类最古老的学科之一，一直伴随着人类的进步而发展。面对某些疾病，医生有时深感能力有限，需要其他学科专业人士的帮助来解决一些医用药品、医用材料和医疗器械等方面的医学问题。如此往复，便形成了一门新兴的学科——生物医学工程。

　　生物医学工程是一门理、工、医相结合的交叉学科，是多种工程学科向生物医学渗透的产物。生物医学工程主要运用工程技术手段，研究和解决生物学、医学中的有关问题，涉及生物材料、人工器官、生物医学信号处理方法、医学成像和图像处理方法等，在疾病的预防、诊断、治疗等方面发挥着巨大的作用。其目的是解决医学中的有关问题，保障人类健康，为人类疾病的预防、诊断、治疗服务。随着社会的进步和发展，健康在日常生活中越来越重要，生物医学工程日趋得到重视和发展。

　　本教材针对初学者，以基本生理信号的采集等内容开始，指导零基础读者逐步掌握生物医学工程专业的基本实验原理和方法，并以此为基础，为初学者逐步成为专业人士开展高等级、大规模实验工作奠定坚实的基础。

　　本教材共分为 4 章：第 1 章为实验常用工具使用方法和仪器基本原理，主要针对实验所使用的的一些常用工具以及基本仪器，讲解其结构、使用范围、使用方法和使用注意事项等。第 2 章为人体基本生理信息简介，介绍临床人体基本生理信息和其产生机理、发展简史、表现形式、信息特点、常见表示方式和检测方法等内容。通过本章节学习，读者能够快速了解和粗略掌握临床人体的基本生理信息，为检测这些信息的实验做初步准备。第 3 章为人体基本生理信息的检测方法，主要讲授人体基本生理信息的检测方法的实验环节，并做出相应的实验要求。第 4 章为实验报告，涵盖人体基本生理信息检测的 21 项实验报告和 3 份备

新世纪

用实验报告。实验报告是实验教学环节中重要的组成部分,也是培养学生良好实验素养的基本要求。

本教材由大连理工大学朱勇编著,大连理工大学王洪凯、张宾参与编写。

在撰写本教材的过程中,编著者得到了大连理工大学教务处领导以及大连理工大学生物医学工程系的各位同仁的关心和帮助,借此书稿付梓之际,一致谢忱。

在编写本教材的过程中,我们参考、借鉴了许多专家、学者的相关著作,对于引用的段落、文字尽可能一一列出,谨向各位专家、学者一并表示感谢。

限于水平,书中仍有疏漏和不妥之处,敬请专家和读者批评指正,以使教材日臻完善。

编　者
2018 年 10 月

所有意见和建议请发往:dutpbk@163.com
欢迎访问高教数字化服务平台:https://www.dutp.cn/hep/
联系电话:0411-84708445　84708462

目　录

第1章

实验常用工具使用方法和仪器基本原理

1.1　　斜口钳

1.1.1　斜口钳简介

斜口钳(如图 1-1 所示)主要用于剪切导线、元器件多余的引线、引脚,还常用来代替一般剪刀剪切具有一定硬度的绝缘套管、尼龙扎带等。如果没有特殊标注,其钳柄上套有额定电压高于 500 V 的绝缘套管。

市面上又将斜口钳称为"斜嘴钳"。斜口钳可以分成很多类别,以工具产品目录的斜口钳为例,可分为:专业电子斜口钳、德式省力斜口钳、不锈钢电子斜口钳、VDE 耐高压大头斜口钳、镍铁合金欧式斜口钳、精抛美式斜口钳及省力斜口钳等。

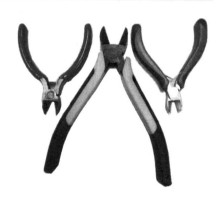

图 1-1　斜口钳

1.1.2　斜口钳的作用

斜口钳的刀口可用来剖、切软导线的橡皮或塑料绝缘层,也可用来剪切导线、铁丝。剪较粗的镀锌铁丝时,应用刀刃绕表面来回切割几下,然后只需轻轻一剪,铁丝即断。电工常用的斜口钳有 150、175、200 及 250 mm 等多种规格。可根据内线或外线工种需要选购。斜口钳的刀口也可用来紧固或拧松螺母。

1.1.3　斜口钳的使用方法

使用工具的人员,必须熟知工具的性能、特点及其使用、保管、维修及保养方法。使用斜口钳通常是用右手操作。将钳口朝内侧,便于控制剪切部位,将小拇指放在两钳柄中间来抵住钳柄,张开钳头,这样分开钳柄更灵活。

　　刚性物体在被剪切时,如果体积过小不容易被抓紧。因此在使用斜口钳剪切刚性物体时,应注意将钳口方向选在朝内侧的下方,这样被剪切的小断头部分不容易飞出去伤人,或不容易通过散热槽口飞到桌面电子仪器的机箱内部而引起设备故障。

1.2　尖嘴钳

1.2.1　尖嘴钳简介

　　尖嘴钳又名修口钳、尖头钳、尖咀钳,如图 1-2 所示。它是由尖头、刀口和钳柄组成,电工所用的尖嘴钳的钳柄上套有额定电压高于 500 V 的绝缘套管。

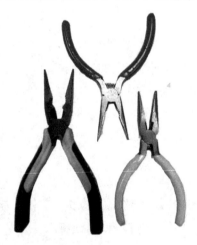

图 1-2　尖嘴钳

1.2.2　尖嘴钳的用途

　　尖嘴钳主要用来剪切线径较细的单股或多股导线,以及给单股导线接头弯圈、剥塑料绝缘层、折弯金属丝、紧固螺丝部件或在焊接加工中夹紧零部件等。它能在较狭小的工作空间操作,不带刃口的尖嘴钳只具有夹捏功能,带刃口的尖嘴钳能剪切细小零件。它是电工(尤其是内线电工)、仪表及电讯器材等装配及修理工作常用的工具之一。尖嘴钳是运用杠杆原理的典型工具之一。

1.3　电烙铁

1.3.1　电烙铁简介

目前电烙铁(如图 1-3 所示)通常分为内热式、外热式和恒温式三种。内热式电烙铁是指电热部件被烙铁头包裹;外热式电烙铁是指烙铁头在电热部件中心位置;恒温式电烙铁是指电烙铁本身带有恒温控制系统,可以较好地控制烙铁头温度的电烙铁。电烙铁作为电工常用的焊接工具,掌握电烙铁的使用方法将会为实验、维修和研究工作节省时间。

选用电烙铁的功率应由焊接点的大小决定,焊接点的面积大,焊接点的散热速度也快,所以选用的电烙铁功率也应该大。一般电烙铁的功率有 20 W、25 W、30 W、35 W、50 W 等。电工通常会使用 100 W 甚至更高瓦数的电烙铁。

目前新生产的电烙铁一般都会配备上了锡的烙铁头,但不一定全部都是这样的。所以新买来的电烙铁或更换新的烙铁头通常需要先上锡然后才能使用。所谓上锡,就是使用锉刀或砂纸去除烙铁头的氧化层,通电加热后等烙铁头部微热时蘸上松香,涂上焊锡。另外,电烙铁经过长时间使用后,烙铁头部会生成一层氧化物,这时它就不容易上锡(俗称吃锡),需要用锉刀或砂纸去掉氧化层后再上锡。

本节将通过准备工作、焊前处理、焊接流程对电烙铁的使用进行详细说明,另外还要讲述关键的焊接技巧。

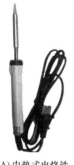
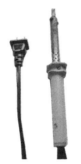
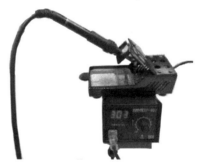

(A) 内热式电烙铁　　　　(B) 外热式电烙铁　　　　(C) 恒温式电烙铁

图 1-3　电烙铁

1.3.2　焊锡和助焊剂

焊接时,还需要焊锡和助焊剂。

焊锡:焊接电子元器件,一般采用有松香芯的焊锡丝。这种焊锡丝熔点较低,而且内含松香助焊剂,使用极为方便。普通电子设备焊接、维修经常使用的焊锡丝直径为 1 mm、0.8 mm、0.5 mm 和 0.3 mm。如图 1-4 所示。

助焊剂:常用的助焊剂是松香或松香水(将松香溶于酒精中)。使用助焊剂,可以有效清除金属表面的氧化物,利于焊接,又可保护烙铁头。焊接较大元件或导线时,也可采用焊锡膏。但焊锡膏有一定的腐蚀性,尽量不使用。如果必须要使用,也应在焊接后及时清洗残留物。如图 1-5 所示。

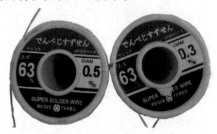
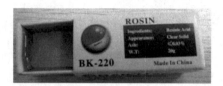

图 1-4　常用的焊锡丝　　　　　　　　　图 1-5　常见的松香焊剂

1.3.3　焊接

1. 准备工作

电烙铁使用前,应用细砂纸将烙铁头打磨光亮,通电烧热,蘸上松香后用烙铁头刃面接触焊锡丝,使烙铁头上均匀地镀上一层锡。这样做,可便于焊接和防止烙铁头表面被氧化。旧的烙铁头如严重氧化而发黑,可用钢锉锉去表层氧化物,使其露出金属光泽后,重新镀锡,才能使用。

电烙铁要使用 220 V 交流电源,使用时要特别注意安全。应认真做到以下几点:

电烙铁插头最好使用三极插头,要使外壳妥善接地。使用前,应检查电源插头、电源线有无损坏,并检查烙铁头是否松动。

电烙铁使用中,烙铁头的温度较高(200～330 ℃),故不能用力敲击,要防止其跌落。烙铁头上焊锡过多时,可将其擦掉,不可乱甩,以防烫伤他人。

焊接过程中,电烙铁不能到处乱放。不进行焊接时,应放在烙铁架上。注意电源线不可搭在烙铁头上,以防烫坏绝缘层而发生事故。

使用结束后,应及时切断电源,拔下电源插头。冷却至室温后,再将电烙铁收回工具箱。

2. 焊前处理

焊接前,应对元件引脚或电路板的焊接部位进行焊前处理。

(1)清除焊接部位的氧化层

可用扁锉、小刀或断锯条制成小刀,刮去金属引线表面的氧化层,使引脚露出金属光泽。目前的印刷电路板在需要焊接的焊盘上敷有助焊剂,如果自制的或没有敷有助焊剂的焊盘,可用细砂纸将铜箔打光后,涂上一层松香酒精溶液。

(2)元件镀锡

导线焊接前,应依据使用情况剥去一定长度的绝缘外皮,可用扁锉、小刀或断锯条制成小刀,刮去金属引线表面的氧化层,将引线蘸一下松香酒精溶液后,将带有焊锡的烙铁头压在引线上,并转动引线,即可使引线均匀地镀上一层很薄的锡,此过程称为镀锡。经过这样处理后才能正式焊接。若是多股金属丝的导线,打光后应先拧在一起,然后再镀锡。

3. 焊接流程

做好焊前处理之后,即可正式进行焊接。焊接流程如下:

（1）右手持电烙铁，左手用尖嘴钳或镊子夹持元件或导线。焊接前，电烙铁要充分预热。烙铁头尖端处要上锡，即带上一定量焊锡。

（2）将烙铁头尖端处紧贴在焊点处。电烙铁与水平面大约成60°，以便于熔化的焊锡从烙铁头上流到焊点上。烙铁头在焊点处停留的时间控制在2～3秒钟。

（3）抬起烙铁头，左手仍持元件不动，待焊点处的锡冷却凝固后，才可松开左手。

（4）用镊子转动引线，确认不松动，然后可用斜口钳剪去多余的引线。

1.3.4　焊接质量

焊接时，要保证每个焊点焊接牢固、接触良好，要保证焊接质量。

良好的焊点应是锡点光亮，形状呈圆锥状，外表圆滑而无毛刺，锡量适中。锡和被焊物融合牢固，不应有虚焊和假焊。

虚焊是焊点处只有少量锡焊住，造成接触不良，时通时断。假焊是指表面上焊锡堆砌，看似好像焊住了，但实际上并没有焊住，如果拨动，引线就可能从焊点中拔出。这两种情况将给电子产品的调试和检修带来极大的困难。只有经过大量的、认真的焊接实践训练，才能避免这两种情况。

焊接电路板时，一定要控制好时间。焊接时间太长，电路板将被烧焦，或造成电路板的铜箔脱落；焊接时间过短，容易虚焊或假焊。当需要从电路板上拆卸元件时，可将烙铁头贴在焊点上，待焊点上的锡全部熔化后，再将元件拔出。

松香和焊锡膏（助焊剂）有助于很好地完成焊接，而且可以让焊点表面光洁无瑕。焊锡膏具有较强的腐蚀作用，因此在高频、精密和元件密度较大的焊接操作时尽量不要使用焊锡膏。或者，在焊接后使用专用清洗剂将残存的焊锡膏清洗干净。

1.3.5　吸锡器

如果在焊接时发现了错误，需要将焊接好的元件取下，或在维修工作时需要将焊接好的元件取下，这时就需要一款工具——吸锡器，如图1-6所示。吸锡器是利用抽气时产生负压的原理，利用负压将焊锡从焊盘带走，以此达到清除焊盘上焊锡的目的。

学会使用吸锡器对于新手来说十分实用，初次使用电烙铁总是容易将焊锡弄得到处都是，吸锡器则可以帮助新手把电路板上多余的焊锡处理掉。另外，吸锡器在拆除多脚集成电路器件时十分有用，它能将焊点的焊锡全部吸掉。在调试或维修时，吸锡器的作用也十分有效。

吸锡器在被使用几次之后，应将吸锡器打开去除腔体中残存的焊锡以方便再次使用。

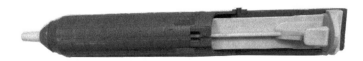

图1-6　吸锡器

1.4 电路板(PCB)

1.4.1 概述

电路板是实现电路原理图的物理部件,由绝缘材质的基础板材和覆盖黏结在板材表面的铜箔组成。电路板原材料板结构可以分为单面板,即仅在板材的一个面覆盖黏结铜箔;双面板,即在板材的两个面均覆盖黏结铜箔;多层板,即多层基础板材和覆盖黏结铜箔的板材,目前常见的有 4、6、8 层或更多层。

电路板的主要功能是承载电子元器件的质量,提供对电子元器件的物理支撑。其敷铜层负责电子元器件之间的电气连接。

依据基础板材的材质,常用的电路板有以下几种:

1.纸基电路板

常见型号有:

(1)94HB:普通纸板,不防火,低档材料,模冲孔,不能用作电源板,如图 1-7 所示。

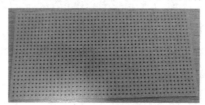

图 1-7 94HB 纸基电路板

(2)94V0:阻燃纸板,模冲孔。

(3)22F:单面半玻纤板,模冲孔。

(4)FR-1:不阻燃覆铜箔酚醛纸层压板。目前使用较少。

(5)FR-4:目前常用的电路板基础材料板,常用电子设备基本由这种材质的电路板制作而成。FR-4 有以下几类供设计选用:

①阻燃覆铜箔环氧 E 玻纤布层压板及其黏结片材料。

②阻燃覆铜箔改性或未改性环氧 E 玻纤布层压板及其黏结片材料。

③阻燃覆铜箔环氧/PPO 玻璃布层压板及其黏结片材料。

④阻燃覆铜箔改性或未改性环氧玻璃布层压板及其黏结片材料。

⑤阻燃覆铜箔环氧 E 玻璃布层压板(用于催化加成法)。

2.氮化铝陶瓷电路板

是一种以氮化铝(AlN)为主的陶瓷材料,再在氮化铝陶瓷基片上面蚀刻金属电路,就是氮化铝陶瓷基板了。

3. 氧化铝陶瓷电路板

是一种以氧化铝（Al_2O_3）为主的材料，用于厚膜集成电路。氧化铝陶瓷有较好的传导性、机械强度和耐高温性。需要注意的是需用超声波进行洗涤。氧化铝陶瓷是一种用途广泛的陶瓷。因为其优越性能，在现代社会的应用已经越来越广泛，用于满足日用和特殊性能的需要。

氧化铝陶瓷电路板目前分为高纯型与普通型两种。高纯型氧化铝陶瓷是 Al_2O_3 含量在 99.9% 以上的陶瓷材料，由于其烧结温度高达 $1650 \sim 1990$ ℃，透射波长为 $1 \sim 6 \mu m$，一般制成熔融玻璃以取代铂坩埚。利用其透光性及可耐碱金属腐蚀性用作钠灯管；在电子工业中可用作集成电路基板与高频绝缘材料。普通型氧化铝陶瓷是按 Al_2O_3 含量不同分为 99 瓷、95 瓷、90 瓷、85 瓷等品种，有时 Al_2O_3 含量在 80% 或 75% 也划为普通型氧化铝陶瓷系列。

氮化铝陶瓷和氧化铝陶瓷电路板因其为铝基质，故其导热性较好，所以常用于大功率 LED、大功率 IGBT 以及需要散热性较高的仪器和设备。

如图 1-8 所示为氧化铝陶瓷电路板，用作 LED 灯的基板。目前广泛使用 LED 作为节能照明灯具，LED 具有发光效率高、易于安装和发热量小的特点。在工作时，LED 产生的热量虽低于白炽灯，但也不能忽略。如果 LED 产生的热量不能及时散发将会影响 LED 的继续稳定工作。而 LED 体积较小，独立安装散热装置既没有空间也不符合低成本的要求。在这种情况下，氧化铝陶瓷电路板正好满足 LED 节能灯的低成本且散热良好的性能要求。

4. 柔性电路板

又称"软板"如图 1-9 所示，是用柔性的绝缘基材制成的印刷电路板。柔性电路板提供优良的电性能，能满足更小型和更高密度安装的设计需要，也有助于减少组装工序和增强可靠性。柔性电路板是满足电子产品小型化和移动要求的唯一解决方法。柔性电路板可以自由弯曲、卷绕、折叠，可以承受数百万次的动态弯曲而不损坏导线，可依照空间布局要求任意放置，并在三维空间任意移动和伸缩，从而达到元件装配和导线连接的一体化。柔性电路板适用于电子产品向高密度、小型化、高可靠方向发展的需要。目前穿戴式的检测系统、微型仪表和设备基本选用柔性电路板来制作。

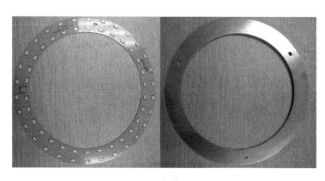

图 1-8　氧化铝陶瓷电路板（正面、背面）

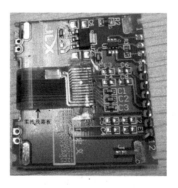

图 1-9　柔性电路板

1.4.2 电路板设计

由于仪器、设备的功能、原理不同,因而需要设计不同的电路板来满足各种需求。目前有许多辅助软件,如 Allegro、Altium Designer、Cadence、Dxp、Pads、Power Pcb 和 Protel 99 等,可以帮助设计者来设计所需要的电路板。

图 1-10 的左边是使用 Protel 99 设计的一款双面 PCB,图右边是 PCB 生产厂家按照 Protel 99 设计文件制作的成品 PCB。

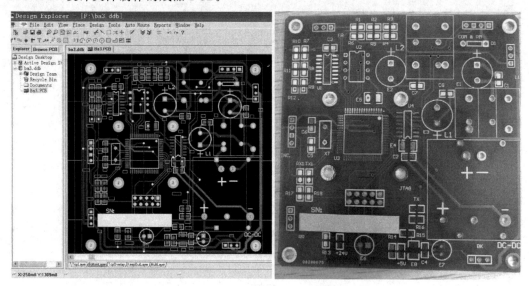

图 1-10　PCB 设计样例与实物

1.5　万用表

1.5.1 概述

万用表又称为复用表、多用表、三用表、繁用表等,是电力、电子和通信等部门不可缺少的测量仪表,一般用于测量直流电流、直流电压、交流电流、交流电压、电阻和音频电平等,有的还可以测交流电流、电容量、电感量及半导体的一些参数(如 β)。万用表按显示方式可分为指针万用表和数字万用表。如图 1-11 所示为工作和实验中经常使用的不同款式万用表。如图 1-12 所示为一款 Agilent 高性能六位半数字万用表。

万用表是一种多功能、多量程的测量仪表。对于每一种电学量,一般都有多个量程。万用表种类很多,使用时应根据不同的要求进行选择。

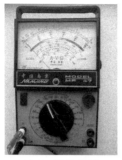

(A) MF-47指针万用表

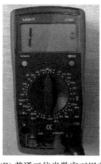
(B) 普通三位半数字万用表

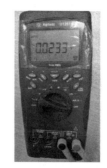

(C) Agilent四位半数字万用表

图 1-11　万用表

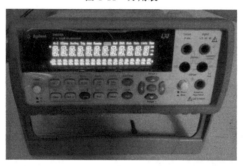

图 1-12　Agilent 高性能六位半数字万用表

数字万用表是指显示方式为数字形式。目前数字万用表已成为主流取代了模拟式万用表。

数字万用表是目前常用的一种数字仪表。其主要特点是准确度高、分辨率强、测试功能完善、测量速度快、显示直观、过滤能力强、耗电少、便于携带。

数字万用表亦称为数字多用表,其种类繁多,型号各异。每个电子工作者都希望有一块较理想的数字万用表。选择数字万用表的原则很多,也会因人而异。但对于手持式(袖珍式)数字万用表而言,应具备以下特点:显示清晰,准确度高,分辨率强,测试范围广,测试功能齐全,抗干扰能力强,保护电路比较完善,外形美观、大方,操作简便、灵活,可靠性好,功耗较低,便于携带,价格适中等。

数字万用表的显示位数通常为 $3\frac{1}{2}$ 位～$8\frac{1}{2}$ 位。判定数字仪表的显示位数有两条原则:整数位,是指低位的每一位能显示从 0～9 中所有数字的位数总共有几位;分数位是最高位能表示所有数字的数目作为分母,分子是最高位能显示所有数字的数目。例如,某型号数字万用表满量程时显示数值为 ±1999,这表明该仪表低三位有 3 个整数位,即低三位的每一位均可显示 0～9,而最高位只能显示 0～1 两个数字中的"1",故称之为 $3\frac{1}{2}$ 位,读作"三位半",其最高位为 0 或 1 两个数字,但只能显示 1(0 通常不显示),故为 $\frac{1}{2}$ 位;$3\frac{2}{3}$

位(读作"三又三分之二位",简称"三位半")数字万用表的最高位为 0、1 或 2 三个数字,但只能显示 1 或 2(0 通常不显示),故最大显示值为 ±2999。在同样情况下,$3\frac{2}{3}$ 位要比 $3\frac{1}{2}$ 位的数字万用表的量限高 30%,尤其在测量 380 V 的交流电压时很有价值。

同理,$4\frac{1}{2}$ 位,读作"四位半",其最高位为 0 或 1 两个数字,但只能显示 1(0 通常不显示),故为 $\frac{1}{2}$ 位;低位有四位数字可以显示 0~9。故四位半万用表最大显示读数为:±19999。在相同的量程下,$4\frac{1}{2}$ 位要比 $3\frac{1}{2}$ 位的测量高一个等级。

普及型数字万用表一般属于 $3\frac{1}{2}$ 位显示的手持式万用表,$4\frac{1}{2}$ 位、$5\frac{1}{2}$ 位(6 位以下)数字万用表分为手持式、台式两种。$6\frac{1}{2}$ 位以上大多属于台式数字万用表。

数字万用表采用先进的数显技术,显示清晰直观、读数准确。它既能保证读数的客观性,又符合人们的读数习惯,能够缩短读数或记录时间。这些优点是传统的模拟式(即指针式)万用表所不具备的。

数字万用表的准确度是测量结果中系统误差与随机误差的综合。它表示测量值与真值的一致程度,也反映测量误差的大小。一般来说,准确度愈高,测量误差就愈小,反之亦然。

1.5.2 万用表的技术指标

1. 精度

作为测量仪表,每一款型号的万用表都有不同的测量精度等级。普通指针万用表的精度等级有:0.5、1.0、2.0 和 2.5 等,如图 1-11 所示的 MF-47 指针万用表,直流测量精度等级为 2.5;交流测量精度等级为 2.5;电阻值测量精度等级为 2.5。精度等级显示在表头白色区域内的右下方,英文"MODEL"上的方表头内。精度等级对应满量程误差范围。例如,满量程 10 V 测量时,0.5 级的万用表测量误差约为:$10 \times 0.5\% = 0.05$ V;2.5 级的万用表测量误差约为:$10 \times 2.5\% = 0.25$ V。

数字万用表的准确度远优于模拟指针万用表。万用表的准确度是一个很重要的指标,它反映万用表的质量和工艺能力,准确度差的万用表很难表达出真实的值,容易引起测量上的误判。

2. 分辨率

数字万用表在最低电压量程上末位一个字所对应的电压值,称作分辨率,它反映出仪表灵敏度的高低。数字仪表的分辨力随显示位数的增加而提高。不同位数的数字万用表所能达到的最高分辨力指标不同。

数字万用表的分辨力指标亦可用分辨率来显示。分辨率是指仪表能显示的最小数字

(零除外)与最大数字的百分比。

需要指出,分辨率与准确度属于两个不同的概念。前者表征仪表的"灵敏性",即对微小电压的"识别"能力;后者反映测量的"准确性",即测量结果与真值的一致程度。二者无必然的联系,因此不能混为一谈,更不得将分辨率误以为是类似于准确度则取决于仪表内部 A/D 转换器、功能转换器的综合误差以及量化误差。从测量角度看,分辨率是"虚"指标(与测量误差无关),准确度才是"实"指标(它决定测量误差的大小)。因此,任意增加显示位数来提高仪表分辨率的方案是不可取的。

3. 测量量程

在多功能数字万用表中,不同功能均有其对应的可以测量的最大值和最小值,其范围称作量程。数字万用表按照量程转换方式来分类,可划分成三种类型:手动量程(MAN RANGE),自动量程(AUTO RANGE),自动/手动量程(AUTO/MAN RANGE)。

4. 测量速率

数字万用表每秒钟对被测电量的测量次数叫测量速率,其单位是"次/s"。它主要取决于 A/D 转换器的转换速率。有的手持式数字万用表用测量周期来表示测量的快慢。完成一次测量过程所需要的时间叫测量周期。

通常而言,测量速率与准确度指标存在着矛盾,通常是准确度愈高,测量速率愈低,二者难以兼顾。解决这一矛盾可在同一块万用表设置不同的显示位数或设置测量速度转换开关:增设快速测量挡,该挡位用于测量速率较快的 A/D 转换器;通过降低显示位数来大幅度提高测量速率,此法应用的比较普遍,可满足不同用户对测量速率的需要。

5. 输入阻抗

测量电压时,仪表应具有很高的输入阻抗,这样在测量过程中从被测电路中通过的电流极少,不会影响被测电路或信号源的工作状态,能够减少测量误差。

测量电流时,仪表应该具有很低的输入阻抗,这样接入被测电路后,可尽量减小仪表对被测电路的影响,但是在使用万用表电流挡时,由于输入阻抗较小,所以容易烧坏仪表,请使用者在使用时注意。

1.5.3　万用表的操作规程

(1)使用前应熟悉万用表各项功能,根据被测量的对象,正确选用挡位、量程及表笔插孔。

(2)在对被测数据大小不明时,应先将量程开关置于最大值,而后由大量程向小量程挡位处切换,使仪表指针指示在满刻度的 1/2 以上处即可。切记每次转换量程开关前,表笔均应脱离被测电路。

(3)指针和数字万用表在测量电阻时,在选择了适当倍率挡位后,将两表笔相碰使指针指在零位,如指针偏离零位,应调节"调零"旋钮,使指针归零,以保证测量结果准确。如不能调零或数显表发出低电压报警,应及时检查。

(4)在测量某电路电阻时,必须切断被测电路的电源,不得带电测量。

(5)使用万用表进行测量时,要注意人身和仪表设备的安全,测试中不得用手触摸表笔凸起以下部分和金属部分,不允许带电切换挡位开关,以确保测量准确,避免发生触电和烧毁仪表等事故。

1.5.4　万用表的使用方法

(1)在使用指针万用表之前,应先进行"机械调零",即在没有被测电量时,使万用表指针指在零电压或零电流的位置上。数字万用表通常具有自动归零功能。

(2)在使用万用表过程中,不能用手去接触表笔凸起以下部分和金属部分,这样一方面可以保证测量的准确,更重要的是确保使用者的人身安全。

(3)在测量某一电量时,不能在测量的同时换挡,尤其是在测量高电压或大电流时,更应注意,否则,会使万用表毁坏。如需换挡,应先断开表笔,换挡后再去测量。

(4)指针万用表在使用时,必须水平放置,以免造成误差。同时,还要注意避免外界磁场对万用表的影响。

(5)使用数字万用表测量二极管挡位测量时,蜂鸣器鸣叫表明两表笔间的电阻约小于30 Ω,并非是短路。

(6)万用表使用完毕,应将转换开关置于交流电压的最大挡位。如果长期不使用,还应将万用表内部的电池取出来,以免电池腐蚀表内其他器件。

1.6　示波器

1.6.1　示波器的基本原理

示波器,是利用物理学中李莎育图形原理来显示被测量的瞬时值轨迹变化情况的电子测量仪器。利用狭窄的、由高速电子组成的电子束,打在涂有荧光物质的屏面上,就可产生细小的光点。在被测信号的作用下,电子束在屏面上描绘出被测信号的瞬时值的变化曲线,便于人们研究各种电现象的变化过程。另外,还可以用它测试各种不同的电量,如电压、电流、峰峰值、频率、相位差、调幅度等。

示波器是一种使用非常广泛且使用相对复杂的电子测量仪器。它能把肉眼看不见的电信号变换成看得见的图像,便于人们研究各种电现象的变化过程。早期的示波器是采用阴极射线管(Cathode-Ray Tube,缩写:CRT)的模拟示波器。现在基本使用数字化液晶显示器(Liquid Crystal Display,缩写:LCD)的数字示波器。如图 1-13 所示为示波器原理示意图。以下从使用的角度介绍一下示波器的原理。

示波器是用来测量交流电或脉冲电流波的形状的仪器,普通示波器有五个基本组成部分:显示系统、垂直系统、水平系统、扫描发生器和触发系统。

显示系统:包括示波管或液晶显示屏及其控制电路两个部分,示波管是一种特殊的电子管,是示波器的一个重要组成部分。

垂直系统:由于示波管的偏转灵敏度低,所以一般的被测信号电压都要先经过垂直放大电路的放大,再加到示波管的垂直偏转板上,以得到垂直方向的适当大小的形。

水平系统:由于示波管水平方向的偏转灵敏度也很低,所以接入示波管水平偏转板的电压也要先经过水平放大电路的放大以后,再加到示波管的水平偏转板上,以得到水平方向的适当大小的形。

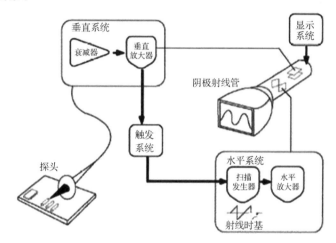

图 1-13　示波器原理示意图

扫描发生器:扫描电路产生一个锯齿波电压,该电压的作用是使阴极示波管发出的电子束在荧光屏上形成周期性的、与时间成正比的水平位移,即形成时间基线。

触发系统:触发系统确保在 CRT 上形成一个稳定的图像,使观测者方便观看、计算和测量。其原理是输入信号在满足操作者提供的条件时开始启动扫描系统,以保证输入信号和扫描信号的周期一致或成整数倍。如此一来,在 CRT 或 LCD 上就可以形成一个稳定的图像。

1.6.2　波形显示原理

示波器工作原理是利用显示在示波器上的波形幅度的相对大小来反映加在示波器 Y 偏转极板上的电压最大值的相对大小,从而反映出电磁感应中所产生的交变电动势的最大值的大小。当一个直流电压加到一对偏转板上时,将使光点在荧光屏上产生一个固定位移,该位移的大小与所加直流电压成正比。如果分别将两个直流电压同时加到垂直和水平两对偏转板上,则荧光屏上的光点位置就由两个方向的位移共同决定。

为了使荧光屏上的波形稳定,被测信号电压的频率应与锯齿波电压的频率保持整数比的关系,即同步关系。为了实现这一点,就要求锯齿波电压的频率连续可调,以便适应观察各种不同频率的周期信号。

在电子实践技术过程中,常常需要同时观察两种信号随时间变化的过程,并对这些不同信号进行电参量的测试和比较。为了达到这个目的,人们在应用普通示波器原理的基础上,采用了以下两种同时显示多个波形的方法:一种是双线示波法;另一种是双踪示波法。

1. 双线示波原理

双线示波器是采用双枪示波管来实现的。双枪示波管有两个互相独立的电子枪产生两束电子。另有两组互相独立的偏转系统,它们各自控制一束电子做上、下及左、右的运动。荧光屏是共用的,因而屏上可以同时显示两种不同的电信号波形,双线示波也可以采用单枪双线示波管来实现。

2. 双踪示波原理

双踪示波是在单线示波器的基础上,增设一个专用电子开关,用它来实现两种波形的分别显示。由于实现双踪示波比实现双线示波简单,不需要使用结构复杂、价格昂贵的"双腔"或"多腔"示波管,所以双踪示波获得了普遍应用。

为了保持荧光屏显示出来的两种信号波形稳定,则要求被测信号频率、扫描信号频率与电子开关的转换频率三者之间必须满足一定的关系。首先,两个被测信号频率与扫描信号频率之间应该是成整数比的关系,也就是要求"同步"。此外,还必须合理地选择电子开关的转换频率,使得在示波器上所显示的波形个数合适,以便于观察。

目前,示波器已基本数字化,采用高速模数转换器将被测信号转换成数字信号,并依据要求进行显示。数字示波器有实时测量、冻结画面、回放、记录和处理等功能。如图1-14所示是一款实验中常用的双踪100 MHz示波器。

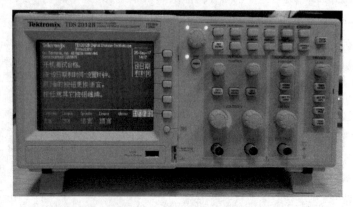

图1-14 双踪100 MHz示波器

1.6.3　示波器的主要参数

1. 截止频率

截止频率是示波器能够测量的上限频率,是示波器内部电路的上限截止频率。截止频率是示波器的主要技术指标之一,是反映示波器测量性能的重要技术指标,它表明示波器可以应用在什么频率条件下。目前,普通示波器的截止频率为 100 MHz,表示可以测量的信号最高频率应该低于 100 MHz。如果接近或高于 100 MHz 时,示波器的测量结果会有较大的误差,或不准确。

目前,许多数字示波器除了标注频率外,还附加采样速率信息。例如,图 1-14 所示示波器上端除了标注 100 MHz 外,"1 GSa/s"表示示波器内部数字化的采样速率。采样速率高表明对信号的细节观察更细致。

2. 输入阻抗

示波器的输入阻抗表明示波器对被测量电路的影响程度。输入阻抗数值越大,表明对被测量电路的影响越小。普通示波器的输入阻抗约为 1 MΩ。1 MΩ 的输入阻抗对于测量内阻接近或大于 1 MΩ 的电路会带来一定的测量误差,此时应更换更高输入阻抗的测量探头。

3. 输入通道数目

输入通道数目是示波器的指标之一,它表明示波器可以同时探测的信号数目。输入通道数目多,可以同时观测的信号多,同时方便观测各个通道信号间的关系,方便设计和测量。

示波器的每一个输入通道都对应着一个独立的垂直放大系统,因此输入通道数目多意味着示波器的生产成本增加很多。作为普通实验,通常选择双通道示波器最为常见,特殊使用时选择 4~8 通道比较方便。

示波器参数除了以上之外还有一些其他参数。如果选择好以上参数,则基本可以满足普通实验需要。

1.6.4　示波器的基本使用方法

无论是模拟示波器还是数字示波器,其基本使用方法是一致的。使用示波器,可以按照以下步骤来操作:

(1)断开示波器所有探头连接的电路,将探头的地线与探头信号线连接在一起。

(2)打开示波器电源开关,为示波器接通电源。

(3)待示波器的显示屏出现扫描线后,将垂直灵敏度旋钮调节到 mV 挡位。用手触碰示波器探头的信号线,如果显示屏上的扫描线没有变化,说明探头的地线接触良好,可以正常使用。如果显示屏上的扫描线出现波动,说明探头的地线已经断开,需要修复后才能使用。示波器探头不是简单的导线,其内部有复杂的频率适应电路,设有调节电容以适应不同频率的测量,并具有衰减功能(通常是1/10衰减,表示为:10X),如图1-15所示。

(4)将探头地线与探头信号线分开,将探头信号线挂接在示波器本身的测试端(每台示波器均有,测试信号通常为方波或正弦波,频率为1 kHz,幅度标记在测试端)。如图1-16所示,TDS2012双踪示波器的测试端在仪器的右下角,是5 V、1 kHz的方波,黑色圆圈内探头挂接处。

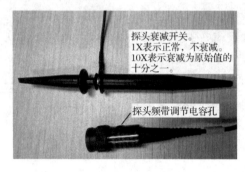
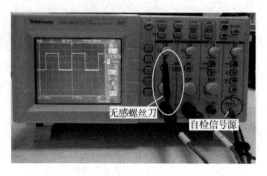

图1-15　常见示波器探头　　　　　　　　图1-16　示波器自检信号源与无感螺丝刀

(5)调节垂直灵敏度旋钮,直至在屏幕上看到完整的测试信号的峰峰值。

(6)调节水平灵敏度旋钮,直至在屏幕上看到一个周期完整的测试信号,观测测试信号周期是否为1 ms。如果测试信号周期是1 ms,则说明水平扫描正常。如图1-16所示,垂直灵敏度:200 mV/DIV,水平灵敏度:250 μs/DIV,探头衰减10。故显示的被测信号实际幅度为:200 mV/DIV×2.5 DIV＝500 mV,500 mV×10＝5000 mV＝5 V,等于示波器本身的测试数值。信号周期:250 μs/DIV×4 DIV＝1000 μs＝1 ms,等于示波器本身的测试数值。

(7)调节垂直灵敏度旋钮,直至在屏幕看到完整的测试信号的峰峰值。如果测试信号的峰峰值等于标称值,则说明垂直扫描正常。

(8)如果显示的测试信号波形失真,使用随仪器配备的无感螺丝刀调节探头上的微电容螺丝来调整,如图1-16所示的白色椭圆圈内。常见探头失真如图1-17所示。

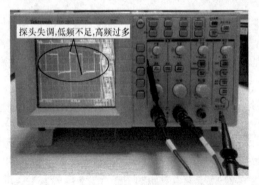
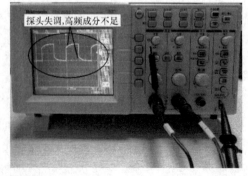

图1-17　常见探头失真

(9)断开探头信号线,将探头地线连接到被测电路的公共端。

（10）估算被测点电压数值，调节垂直灵敏度旋钮到相应数值。将探头信号线连接到被测电路的测试点。

（11）如果屏幕显示信号波形不稳定，调节"触发"旋钮，直到看到稳定波形。

（12）测试结束时，先断开探头信号线，再取下探头地线。

（13）继续测量时，重复第（9）、（10）、（11）步骤即可。

（14）关闭示波器时，务必断开与被测电路连接的探头信号线和探头地线，之后再关闭示波器电源。

1.7　直流电源

1.7.1　概述

任何电子设备工作均需要消耗能量，而能量的来源即需要电源来供给。因而直流电源是电子仪器和设备必不可少的部分。为了方便设计和实验，通常直流电源可以提供单路、双路或多路 0～30 V 的电压，每路可以提供 0～3 A 电流。具体数值可依据需要设置。如图 1-18 所示为一款常见的数字程控电源。

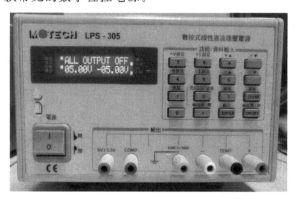

图 1-18　数字程控电源

1.7.2　电源的使用方法

图 1-18 所示的数字程控电源，它可以提供双路电源，即同时提供正、负电源，外加一个 5 V/3.3 V 独立电源。

使用时，按照如下步骤进行操作：

（1）打开左下角的电源开关，电源的液晶显示屏即刻点亮，内部风扇开始转动。当自检完成后，即如图 1-18 所示状态。

(2)需要调整输出正电源电压时,按按键"7"进入正电源的电压设置环节。通过按键输入所需要的电压数值,之后按"输入 ENTER"按键,即可确定输出的电压。

(3)如果在按"输入 ENTER"按键之前发现输入错误,按"清除 CLEAR"按键,即可清除刚才的输入。重新输入电压数值,之后按"输入 ENTER"按键,即可确定输出的电压。

(4)如果已经按"输入 ENTER"按键确认后需要重新修改,则重复第(2)步操作即可。

(5)需要调整输出负电压时,按按键"4"进入负电源的电压设置环节。通过按键输入所需要的电压数值,之后按"输入 ENTER"按键,即可确定输出的电压。

(6)如果在按"输入 ENTER"按键之前发现输入错误,按"清除 CLEAR"按键,即可清除刚才的输入。重新输入电压数值,之后按"输入 ENTER"按键,即可确定输出的电压。

(7)如果已经按"输入 ENTER"按键确认后需要重新修改,则重复第(5)步操作即可。

(8)按"8"按键进入正电源电流限制设置。按数字按键输入设置输出电流的上限值,之后按"输入 ENTER"按键确认输入。

(9)如果在按"输入 ENTER"按键之前发现输入错误,按"清除 CLEAR"按键,即可清除刚才的输入。重新输入电压数值,之后按"输入 ENTER"按键。

(10)如果已经按"输入 ENTER"按键确认后需要重新修改,则重复第(8)步操作即可。

(11)按"5"按键进入负电源电流限制设置。按数字按键输入设置输出电流的上限值,之后按"输入 ENTER"按键确认输入。

(12)如果在按"输入 ENTER"按键之前发现输入错误,按"清除 CLEAR"按键,即可清除刚才的输入。重新输入电压数值,之后按"输入 ENTER"按键。

(13)如果已经按"输入 ENTER"按键确认后需要重新修改,则重复第(11)步操作即可。

(14)设置结束后,如果需要输出电源按"输出开/关 ON/OFF"按键后,输出端子"+"和"COM1"之间输出正电压,"−"和"COM1"之间输出负电压。当电源短路或电流超过设定值时,电源的蜂鸣器会鸣叫提醒操作人员,同时输出电流会固定在设定值。

(15)在操作过程中需要断开电源时,按"输出开/关 ON/OFF"按键,则可以断开正、负电源的输出。

(16)电源工作时,按键"5 V/3.3 V 切换 2"是 5 V 或 3.3 V 输出的选择按键。按按键"5 V/3.3 V 切换 2",可以看到液晶屏上的正方形亮点在"5 V"处显示,说明此时选择 5 V 输出;再按按键"2",可以看到液晶屏上的正方形亮点在"3.3 V"处显示,说明此时选择 3.3 V 输出。

(17)选择 5 V 或 3.3 V 输出后,按"输出开/关·"按键,接线端子"5 V/3.3 V"和"COM2"之间输出相应的电压。

(18)如果"5 V/3.3 V"与正负电源同时工作需要统一时,可以用导线将"COM1"和

"COM2"连接起来即可。

(19)需要关闭"5 V/3.3 V"电源时,按"输出 开/关 ·"按键即可实现"5 V/3.3 V"电源的开和关。

(20)该款电源可以作为恒流电流源使用。执行第(8)和第(11)步设置,本电源即成为恒流电流源。特别是在 LED、传感器等实验时,恒流电流源非常方便进行实验。

(21)实验时,如果发现需要断开电源时,按"输出开/关　ON/OFF"按键就可以断开正负电源。

该款(图 1-18 所示)电源适合模拟和数字混合电路实验使用。例如,实验时正负电源可以提供±15 V 电源给运算放大器使用,同时"5 V/3.3 V"电源供给实验的数字部分使用。

1.8　信号发生器

信号发生器是一种能提供各种频率、波形和输出电平电信号的设备。在测量各种电信系统或电信设备的振幅特性、频率特性、传输特性及其他电信参数时,以及测量元器件的特性与参数时,用作测试的信号源或激励源。

信号发生器又称信号源或振荡器,在生产实践和科技领域中有着广泛的应用。各种波形曲线均可以用三角函数方程式来表示。能够产生多种波形,如三角波、锯齿波、矩形波(含方波)、正弦波的电路被称为函数信号发生器。

在测试、研究或调整电子电路及设备时,为测定电路的一些电参量,如测量频率响应、噪声系数,为电压表定度等,都要求提供符合所定技术条件的电信号,以模拟在实际工作中使用的待测设备的激励信号。当要求进行系统的稳态特性测量时,需使用振幅、频率已知的正弦信号源。当测试系统的瞬态特性时,又需使用前沿时间、脉冲宽度和重复周期已知的矩形脉冲源,并且要求信号源输出信号的参数,如频率、波形、输出电压或功率等,能在一定范围内进行精确调整,有很好的稳定性,有输出指示。信号源可以根据输出波形的不同,划分为正弦信号发生器、矩形脉冲信号发生器、函数信号发生器和随机信号发生器等四大类。正弦信号是使用最广泛的测试信号。这是因为,产生正弦信号的方法比较简单,而且用正弦信号测量比较方便。正弦信号源又可以根据工作频率范围的不同划分为若干种。

低频信号发生器用来产生频率为 20～2 MHz 的正弦信号(低频)。除具有电压输出外,有的还有功率输出,所以用途十分广泛,可用于测试或检修各种电子仪器设备中的低频放大器的频率特性、增益、通频带,也可用作高频信号发生器的外调制信号源。另外,在校准电子电压表时，它可提供交流信号电压。低频信号发生器的原理：系统包括主振级、主振输出调节电位器、电压放大器、输出衰减器、功率放大器、阻抗变换器（输出变压器）和指示电压表。

如图 1-19 所示为一种实验室常用的信号发生器，其产生信号的频率范围是 2～13 MHz，并具有扫频控制输入、TTL 输出、占空比调节、直流偏置调节和输出幅度控制等功能。

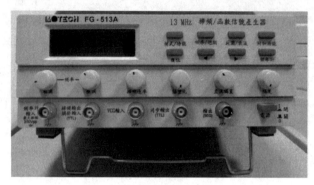

图 1-19　信号发生器

第2章

人体基本生理信息简介

2.1　心电图

心电图是利用心电图机从体表记录心脏每一心动周期所产生的电活动变化图形的技术,是临床的常规检查方式之一。

2.1.1　心电图的历史

每一项技术的发明和发展都会经历一个相当长的历史阶段。了解和掌握其发展历程,对该技术的变革方向会产生深刻认识。

1842 年,法国科学家 Mattencci 发现了心脏的电活动。1872 年 Muirhead 记录到心脏搏动的电信号。1887 年,英国皇家学会玛丽医院举行了一场具有划时代意义的科学演示:该医院生理学教授 Waller,如图 2-1(A)所示,在犬和人的心脏上应用毛细管静电计记录心电图。毛细管静电计核心组成如图 2-1(B)所示。演示中,Waller 当场成功记录了人类第一例心电图,如图 2-1(C)所示。该图中只有心室的 V_1、V_2 波,心房 P 波未能记录。Waller 伟大而卓有成效的研究成果为心电图技术的最终问世奠定了基础。

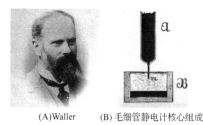

(A)Waller　　(B) 毛细管静电计核心组成

脉搏图

心电图

V_1　V_2

(C) 首例心电图（仅有心室V_1、V_2波）

图 2-1　Waller 及人类首例心电图

Waller 的创举震撼并强烈地吸引着荷兰的年轻生理学家 Einthoven,如图 2-2(A)。此后 13 年,Einthoven 完全致力于毛细管静电计记录心电图的研究。他改进了多项关键性技术,使记录到的图形更加清晰,他记录的心电图中显示了心房 P 波、心室除极的 B、C 波及复极的 D 波。

但有个始终让他逾越不过的难关:记录心电图的毛细管中汞与硫酸界面上下的微小

移动除受心脏生物电变化的影响外,还受周围环境各种干扰的影响。虽然他记录的心电图形已从原来 2 个波变成 4 个波,但仍不能解决心电信号淹没在各种干扰波中这一问题,使该技术只能被束之高阁而不能用于临床。

经过 13 年的不懈努力,Einthoven 未能看到曙光。1900 年,他决定放弃毛细管静电计记录心电图技术,开始寻找新出路。最终,他受 Ader 于 1897 年发明的弦线式电流计的启发,决心将之改造后用于记录人体心脏微弱生物电。弦线式心电图机模式图如图 2-2(B)。为增加电流计的灵敏度,不仅要增加磁场强度,还要减轻弦线质量。为此,他将纤细镀银石英弦线(直径仅 2.1 μm,用放大镜才能看到)悬浮在两侧的磁铁间,当体表心电有微弱变化时,弦线便出现摆动,将摆动放大 500 倍后则记录到心电图(如图 2-2(C))。

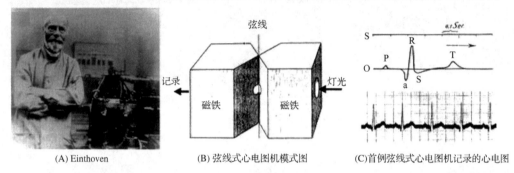

(A) Einthoven　　　　(B) 弦线式心电图机模式图　　　(C)首例弦线式心电图机记录的心电图

图 2-2　Einthoven 及弦线式心电图机

人类的天平总偏向那些奋不顾己、献身科学的人。1901 年,Einthoven 成功地用弦线式心电图机记录了第一份心电图,并将各波命名为 P、Q、R、S、T、U 波,这些命名沿用至今。

1903 年,Einthoven 发表了《一种新电流计》的论文,并获广泛认可,其标志着心电图临床应用的时代已开始。

Einthoven 于 1903 年完成的弦线式心电图的记录只是迈出了第一步,与其同样重要的是心电图记录导联系统的推出与完善。

心电图机问世时,当时的记录导联系统已有一百多种,有的将探查电极放在心前区,而无干电极放在前额,有的无干电极放在口腔,还有人将其放入食管。没有统一的心电图导联系统,记录的心电图让人眼花缭乱,不知所从。

1906 年,Einthoven 提出双极肢体导联的概念,他将位于患者右臂、左臂和左腿的记录电极两两连接后,可记录出振幅高、图形稳定的双极肢导心电图(Ⅰ、Ⅱ、Ⅲ导联),而将 3 个记录电极顺序连接后则形成心脏电位的等边三角形。直到 1913 年,标准双极肢体导联心电图才正式问世,并独自应用了 20 年。

1913 年:标准双极肢体导联问世。

1920 年,英国的 Lewis 对双极肢体导联系统提出了质疑:一是其距心脏较远而使心电图振幅较低(衰减严重);二是不能反映心脏水平面的心电向量变化。Lewis 随即开始研究单极导联心电图技术,将心电图单极探查电极放在胸前区 V1～V6 部位和 3 个肢体导联部位,而负电极为中心电端。

1933 年,由 Wilson 最终完成的单极导联心电图,这种心电图根据 Kirchhoff 电流定律确定了零电位和中心电端的位置。至此,心电图导联系统已成为 12 导联系统。

1942 年:标准 12 导联心电图最终完善。

在 Wilson 的 12 导联系统中,3 个单极肢体导联 VL、VR、VF 的心电图波形幅度低,不便于测量和观察变化。1942 年,Goldberger 做了进一步研究,当他记录某一肢体的单极导联心电图时,将该肢体与中心电端的连接切断,用另外两个肢体导联的连接形成参考电极,此时,心电图的振幅一下子增加了一倍,形成了沿用至今的单极加压肢体导联:aVL、aVR、aVF 导联。

至此,记录心电图的标准 12 导联系统全部推出:3 个双极肢体导联(Ⅰ、Ⅱ、Ⅲ,Einthoven,1913)、6 个单极胸前导联(V1～V6,Wilson,1933)、3 个单极加压肢体导联(aVL、aVR、aVF,Goldberger,1942)。标准 12 导联心电图示意图如图 2-3 所示。

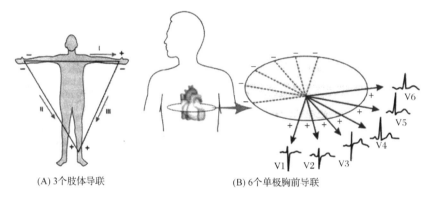

(A)3个肢体导联　　　　　　　　　(B)6个单极胸前导联

图 2-3　标准 12 导联心电图示意图

1903 年,心电图开始用于临床。1906 年,Einthoven 先后记录了心房颤动、心房扑动、室性早搏等心电图。1908 年,心电图开始用于诊断心房肥大、心室肥大,从此心电图应用范围不断扩大,新的心电图波与心电现象相继被发现。1930 年,预激综合征被发现,随后列夫(Lev)病、长及短 QT 综合征、Brugada 综合征、病态窦房结综合征、早期复极综合征、J 波综合征、Epsilon 波等新的临床心电疾病相继被提出。

如今,心电图检查已成为临床四大常规检查项目之一,应用范围已超出心血管病的诊治,其对脑血管病(例如尼加拉瀑布样 T 波)、呼吸系统疾病(例如肺栓塞)的诊断都有特异性强、敏感性高的表现。

与世界医学同步,中国心电图技术的应用也在持续发展中。1928 年,中国医学科学院北京协和医院购进了两台 Cambridge 公司生产的心电图机,开启了我国心电图应用的先河。截至 1949 年,协和医院已积累了几万份双极肢体导联心电图资料。1950 年黄宛教授回国,及时将原来的旧式心电图机改造为单极导联心电图机,再次与世界同步。

经过多年的发展,今日的心电图机日臻完善。不仅记录清晰、抗干扰能力强,而且便携,并具有自动分析诊断功能。此外,中国正常人心电图数据库的研究也已完成,预计不久的将来,中国心电图专著中有关心电图的正常值、异常值将更换为中国人自己的数据,标志着中国心电图领域已跨入一个新纪元。

2.1.2 心电的产生机理

心肌细胞膜是半透膜,静息状态时,膜外排列一定数量带正电荷的阳离子,膜内排列相同数量带负电荷的阴离子,膜外电位高于膜内,称为极化状态。静息状态下,由于心脏各部位心肌细胞都处于极化状态,没有电位差,电流记录仪描记的电位曲线平直,即为体表心电图的等电位线。心肌细胞在受到一定强度的刺激时,细胞膜通透性发生改变,大量阳离子短时间内涌入膜内,使膜内电位由负变正,这个过程称为除极。对整体心脏来说,心肌细胞从心内膜向心外膜顺序除极过程中的电位变化,由电流记录仪描记的电位曲线称为除极波,即体表心电图上心房的 P 波和心室的 QRS 波。细胞除极完成后,细胞膜又排出大量阳离子,使膜内电位由正变负,恢复到原来的极化状态,此过程由心外膜向心内膜进行,称为复极。同样心肌细胞复极过程中的电位变化,由电流记录仪描记出,称为复极波。由于复极过程相对缓慢,复极波较除极波低。心房的复极波低且埋于心室的除极波中,体表心电图不易辨认。心室的复极波在体表心电图上表现为 T 波。整个心肌细胞全部复极后,再次恢复极化状态,各部位心肌细胞间没有电位差,体表心电图记录到等电位线。

2.1.3 心电图的导联

心脏是立体结构的,为了反映心脏不同几何面的电活动,在人体不同部位放置电极,以记录和反映心脏的电活动。由于心电信号是心电向量在人体体表的投影,故在人体任意两点都能检测到心电信号。为了使临床检测具有可比性,必须对电极的安放位置进行规范。电极、电极的安放位置和连接方式称之为导联。在进行常规心电图检查时,通常只安放 4 个肢体导联电极,即右臂(RA)、左臂(LA)、左腿(LL)和右腿(RL),右腿电极通常是为了提高抗干扰性能而增加的电极。使用此种导联检测心电图,称之为标准 12 导联心电图。

两两电极之间或电极与中央电势端之间组成一个个不同的导联,通过导联线与心电图机电流计的正负极相连,记录心脏的电活动。中央电势端,也称威尔森中央电端(图 2-5 和图 2-6 中的"T"端),是通过一个电阻网络将右臂(RA)、左臂(LA)、左腿(LL)电极连接而产生的,代表了身体的平均电压,这个电压接近于零电位。

两个电极之间组成了双极导联,一个导联为正极,一个导联为负极。双极肢体导联包括 I 导联、II 导联和 III 导联。电极和中央电势端之间构成了单极导联,此时探测电极为正极,中央电势端为负极。aVR、aVL 、aVF、V1、V2、V3、V4、V5、和 V6 导联均为单极导联。由于 aVR、aVL 、aVF 远离心脏,以中央电势端为负极时记录的电位差太小,因此负极为除探查电极以外的其他两个肢体导联的电位之和的均值。由于这样记录增加了aVR、aVL、aVF 导联的电位,因此这些导联也被称为加压单极肢体导联。心电图各导联名称及正负极的构成见表 2-1。

表 2-1 心电图各导联名称及正负极的构成

导联名称	正极位置	负极位置	导联名称	正极位置	负极位置
I	LA	RA	V1	胸骨右缘第 4 肋间	中央电势端
II	LL	RA	V2	胸骨左缘第 4 肋间	中央电势端
III	LL	LA	V3	V2 与 V4 连线中点	中央电势端
aVR	RA	$\frac{LA+LL}{2}$	V4	左侧第 5 肋间与锁骨中线相交处	中央电势端
aVL	LA	$\frac{RA}{LL}$	V5	左腋前线与 V4 水平线相交处	中央电势端
aVF	LL	$\frac{LA}{RA}$	V6	左腋中线与 V4 水平线相交处	中央电势端

心电图各导联连接示意图。如图 2-4 所示为心电标准 I、II 和 III 导联的连接方式示意图;如图 2-5 所示为单极肢加压导联 aVR、aVL 和 aVF 的连接方式示意图;如图 2-6 所示为单极肢心前区导联连接示意图;如图 2-7 所示为单极肢心前区导联连接位置示意图。

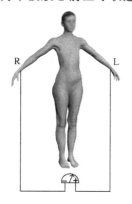
心电图标准I导联的连接方式

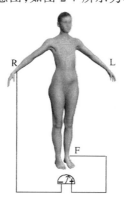
心电图标准II导联的连接方式

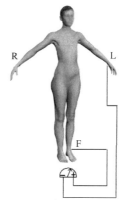
心电图标准III导联的连接方式

图 2-4 心电标准 I、II、III 导联的连接方式示意图

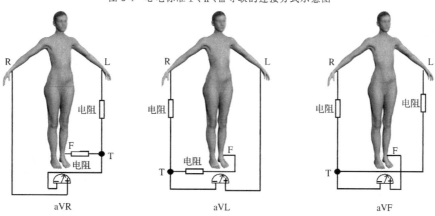
aVR   aVL   aVF

图 2-5 单极肢加压导联 aVR、aVL 和 aVF 的连接方式示意图

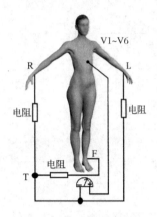

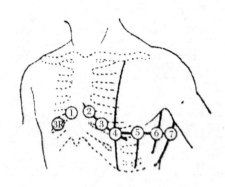

图 2-6　单极肢心前区导联连接示意图　　图 2-7　单极肢心前区导联连接位置示意图（其中 3R 和 7 是选用位置）

通常心电图机的导联电缆由 10 根电极线组成，如图 2-8 所示，从左至右分别是右臂（图片电极标注：R，本文讲解为 RA）、左臂（图片电极标注：L，本文讲解为 LA）、左腿（图片电极标注：F，本文讲解为 LL）、右腿（N）和胸导（图片电极标注：C1～C6，本文讲解为 V1～V6）组成的 10 根电极。

这 10 根电极中的一根电极比较特殊，前边的理论讲述中没有提及此电极，称之为右腿（图片电极标注：

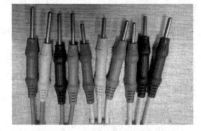

图 2-8　心电图机的导联电缆

N，本文讲解为 RL）电极。此电极是为了提高心电图机的抗干扰能力而设计的。随着电力的广泛使用和各种电子、电力设备的增多，人体感应的电信号对心电检测仪器的干扰也日益严重。特别是电力设备的干扰尤为严重且无处不在，电力供电的频率统称为"工频"，在我国是 50 Hz，在其他一些国家是 60 Hz。

为了提高心电图机的抗干扰能力和检测效果，电子工程师们发明了一种称之为"右腿驱动"的电路来提高心电图机的抗干扰能力。人体感应的各种电信号通过体表左臂（LA）、右臂（RA）和左腿（LL）电极被检测，并在"T"点集中反映。如果能将"T"点的信号取反，再引导到人体，如此便可以较大程度地削减人体感应的各种电信号而保留人体自身的心电信号。因此，心电图机的设计多了一根"右腿（N）"电极。与其他电极不同，此电极为输出电极。

"右腿驱动"电路基本原理图如图 2-9 所示。心电图机中"T"点的信号通过运算放大

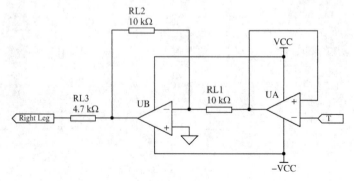

图 2-9　"右腿驱动"电路基本原理图

器 UA 组成的跟随器施加到电阻 RL1 的右端。此时,RL1 右端的信号就是人体感应的各种电信号。RL1、RL2 和运算放大器 UB 组成反相放大器,放大器的增益为:$Av = -\dfrac{RL2}{RL1} = -\dfrac{10\ k\Omega}{10\ k\Omega} = -1$,"$-1$"说明是反向跟随器。反向跟随器 UB 的输出通过电阻 RL3 施加到人体的右腿,如此便完成了抵消干扰的"右腿驱动"电路。电阻 RL3 的作用是防止"Right Leg"电极意外短路而损坏运算放大器 UB,造成心电图机的故障,其数值可以在 1~10 kΩ 选定,在考虑运算放大器 UB 输出能力的情况下其数值越小越好,图中参考设计数值为 4.7 kΩ。

2.1.4 心电图记录纸

心电图记录的是电压随时间变化的曲线,通常被记录在有坐标的压敏记录纸上,称为心电图记录纸。心电图记录纸为压敏打印纸,由 1 mm 宽和 1 mm 高的小格组成,横纵每 5 个小格的边界线略粗,以方便观测。心电图记录为压敏材质,应该避免存放于高温环境和阳光直射处。如果需要长期保存资料,尽可能复印后保存复印件。

心电图记录纸的横坐标表示时间。心电图机通常采用 25 mm/s 的走纸速度记录,此时 1 小格=1 mm=0.04 s;在需要特殊观察时,可以调节到 50 mm/s 走纸速度记录,此时 1 小格=1 mm=0.02 s。

坐标纸的纵坐标表示检测到的电压,可以通过心电图机的"灵敏度"选择开关来选择适合的增益,通常有"1/2""1"和"2"三种选择挡位。当"灵敏度"选择开关置于"1/2"时,坐标纸横轴的 5 个小格(即 5 mm)代表 1 mV;当"灵敏度"选择开关置于"1"时,坐标纸横轴的 10 个小格(即 10 mm)代表 1 mV;当"灵敏度"选择开关置于"2"时,坐标纸横轴的 20 个小格(即 20 mm)代表 1 mV。通常情况下,心电图机的"灵敏度"选择开关通常置于"1"的位置。

对于同一心电信号,各种速率和灵敏度的记录情况如图 2-10 所示。

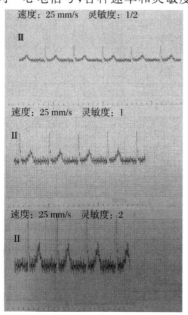
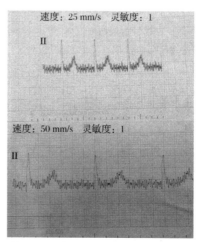

图 2-10 心电图记录纸及记录波形

2.1.5　心电图各波及波段的组成

标准的心电图波形如图 2-11 所示。

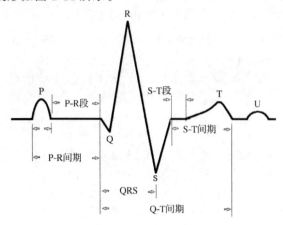

图 2-11　标准的心电图波形

P 波表示正常心脏的电激动从窦房结开始。由于窦房结位于右心房与上腔静脉的交界处,所以窦房结的激动首先传导到右心房,通过房间束传到左心房,形成心电图上的 P 波。P 波代表了心房的激动,前半部代表右心房的激动,后半部代表左心房的激动。P 波时限为 0.12 s,高度在肢体导联为 0.25 mV,胸导联为 0.2 mV 处。当心房扩大,两房间传导出现异常时,P 波可表现为高尖或双峰的 P 波。

P-R 间期表示激动沿前中后结间束传导到房室结。由于房室结传导速度缓慢,形成心电图上的 P-R 段,也称 P-R 间期。正常 P-R 间期在 0.12～0.20 s。当心房到心室的传导出现阻滞,则表现为 P-R 间期的延长或 P 波之后心室波消失 。

QRS 表示激动向下经希氏束、左右束支同步激动左右心室形成 QRS 波群。QRS 波群代表了心室的除极,激动时限小于 0.11 s。当出现心脏左右束支的传导阻滞、心室扩大或肥厚等情况时,QRS 波群出现增宽、变形和时限延长。

S-T 段表示心室肌全部除极完成,复极尚未开始的一段时间。此时各部位的心室肌都处于除极状态,细胞之间并没有电位差。因此正常情况下,S-T 段应处于等电位线上。当某部位的心肌出现缺血或坏死的表现,心室在除极完毕后仍存在电位差,此时表现为心电图上 S-T 段发生偏移。

T 波代表心室的复极。在 QRS 波主波向上的导联,T 波应与 QRS 主波方向相同。心电图上 T 波的改变受多种因素的影响。例如心肌缺血时可表现为 T 波低平倒置。T 波的高耸可见于高血钾、急性心肌梗死的超急期等。

U 波表示某些导联上 T 波之后可见 U 波,如今认为与心室的复极有关。

Q-T 间期代表了心室从除极到复极的时间。正常 Q-T 间期为 0.44 s。由于 Q-T 间期受心率的影响,因此引入了矫正的 Q-T 间期(QTC)的概念。其中一种计算方法为:

$$QTC = \frac{Q\text{-}T}{\sqrt{R\text{-}R}} \tag{2-1}$$

Q-T 间期的延长往往与恶性心律失常的发生相关。

P-P 间期是两个 P 波之间的时间,表示一次心动周期的时间。一般用 R-R 间期(R-R 间期是两个 QRS 波中 R 波之间的时间)来表示,计算方法是:60 除以心率,所以 P-P 间期为 0.6~1.0 s。正常的窦性心律为 60~100 次/分。窦性心律低于 60 次/分,称之为窦性心动过缓;窦性心律高于 100 次/分,称之为窦性心动过速。

2.2　　　　　　　　　体　温

2.2.1　概述

人体和动物肌体的温度称为体温(Body Temperature)。哺乳动物和人体在环境温度发生变化的情况下,机体内部温度能够维持相对恒定;而一些爬行类和两栖类动物机体内部的温度随环境温度变化也变化。体温是人体的一项重要生命体征,其相对稳定是保证肌体新陈代谢和生命正常活动的必要条件。

人体体温是相对恒定的。在正常情况下,体温可因昼夜、性别、年龄、精神状态、体力状况、环境温度等因素的影响而发生生理波动。在一昼夜之中呈现明显的周期性波动,称为昼夜节律或日节律(Circadian Rhythm)。通常,清晨 2~6 时,人体体温最低;午后 1~6 时最高;正常情况下一天中的波动幅度比超过 1 ℃。

成年女性体温平均略高于男性体温约 0.3 ℃。同时,成年女性体温随月经周期(Menstrual Cycle)而呈现节律性波动。月经期平均体温最低,随后稍有升高,排卵日又降低,排卵后体温升高大约 0.2~0.5 ℃。每天清晨清醒后起床前测量的体温数值称为基础体温(Basal Body Temperature),可以清晰反映女性月经周期性节律。

体温随年龄变化也会有一些变化。新生儿由于体温调节中枢尚未发育成熟,其体温容易受到环境影响而发生变化;老年人体温有所降低。故新生儿和老人应注意保暖。

2.2.2　测量体温的位置

生理学以及临床上所谓的体温是指肌体深处的平均温度。由于肌体血液循环作用,肌体深处各个器官的温度基本一致。因此,肌体深处血液的温度可以代表体温的平均值。但是,无论是血液的温度还是肌体深处器官的温度均不易测量。从临床方便应用的角度,常选取腋窝、直肠或口腔作为体温测量位置,分别称为:腋窝温度(Axillary Temperature)、直肠温度(Rectal Temperature)和口腔温度(Oral Temperature)。

腋窝温度是在腋窝皮肤表面测量获得的温度。测量时,要求上臂紧贴胸廓,形成相对密闭的人工腔体。此时,肌体深处的热量逐渐传导到腋窝,并使该处温度接近肌体深处的温度水平。因热传导需要一定时间,故选择腋窝测量体温时需要 5~10 分钟时间。另外,选择腋窝测量体温时,务必先将腋窝汗液擦拭干净,以免汗液吸收热量致使测量不准。腋窝温度是正常状态下首选的测量体温方法。正常情况下,腋窝温度比口腔温度略低,大约在 36.0~37.4 ℃,平均 36.79 ℃。

直肠的封闭性较好,热容量较大,不易受外界温度影响。通常是将体温计插入直肠约6厘米以上位置来测量,此处的温度比较接近肌体深处的温度。正常情况直肠温度范围为36.9～37.9 ℃,平均 37.47 ℃。

在进行直肠温度测量时,特别是由另一人来测量时,应该使用润滑剂。虽然直肠温度最为准确,但是要考量这样的行为在某些国家或是文化中是令人难为情的。另外,如果置入温度计的方式不正确则会让病人感到不舒服甚至疼痛。婴儿通常都使用直肠温度测量,当然要由护士来操作比较妥当。

口腔温度是在闭口情况下测量舌下的温度。口腔测量温度比较方便。但是,口腔测量容易受到进食、饮水和经口呼吸等因素的影响。对于不能配合的患者,如烦躁、焦虑的人或婴幼儿等,不宜选择口腔测量体温。正常口腔温度范围为 36.7～37.7 ℃,平均 37.19 ℃。

口腔温度的采集是借由病患将温度计正确且安全的放置到口腔的能力。也就是排除了小孩或是无力抵抗咳嗽、虚弱的人或是会呕吐的人。其他应该注意的是,当病患在使用口腔式温度计前如果有饮用热饮或是冷饮的情况,那就必须考量其他的温度测量方法。

2.2.3 体温计的发展

第一个体温计是由 Galileo 在 16 世纪发明的。但直到 300 年后才设计出使用方便、性能可靠的体温计。水银体温计的水银储存在末端的水银槽内,当水银被加热时,会发生膨胀,通过较细的缩口沿着非常狭窄的玻璃管上升。所以,体温的升温变化会导致玻璃管内水银的大幅度上升,并利用壳体上的标记指示温度数值。量完体温取出体温计后,由于温度降低,缩口处更细的水银快速收缩回水银槽,使得温度显示管中的水银无法继续退回水银槽,留下并显示所测最高温度。由于体温计可以记录上次测量的最高值,故每次使用前需要用手抓住一端(不是水银槽一端)用力甩动体温计,使水银柱指示数值低于35 ℃,之后方可再次进行测量。常见的水银温度计如图 2-12 所示。

水银槽　缩口　　　　　　　体温显示数值

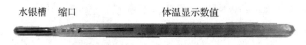

图 2-12　常见的水银温度计

1714 年,Gabriel Daniel Fahrenheit 研制了在水的冰点和人的体温范围内设定刻度的水银体温计。一位荷兰医生用它来给发热病人量体温,但体温计太大了,大多数医生未能很快使用它。

1868 年,德国人 Vanderlich 出版了《疾病与体温》一书,书中记载了 2.5 万例病人的体温变化,而他所使用的体温计较大,每次要花 20 分钟的时间来记录体温。Alport 在1867 年设计了一个能快速而准确测量体温,长度只有约 15 厘米的体温计。遗憾的是这款体温计问世太晚,未能给 Vanderlich 提供帮助。

1980 年前后,出现了会说话和会变色的体温计。膜状液晶体温计在体温正常时呈现绿色,低烧时呈现黄色,高烧时呈现红色。变色体温计的使用不如数字式体温计方便和便于医护人员记录。

1988 年,出现了电子呼吸脉搏体温计和数字体温计,可以进行体温遥测。如图 2-13

所示为一款数字体温计。

2003 年,随着我国和东南亚地区非典疫情的肆虐,我国迅速开发并普及了大量红外线非接触式的体温计,在快速测量患者体温的同时有效地降低了接触式测量体温容易产生交叉感染的问题。如图 2-14 所示为一款常见的非接触式红外体温计。

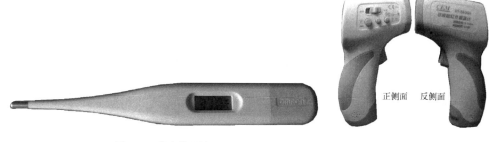

正侧面　反侧面

图 2-13　数字体温计　　　　　图 2-14　常见的非接触式红外体温计

2.3　呼吸监测

2.3.1　呼吸的定义和指标

机体与外界环境之间的气体交换过程称之为呼吸。呼吸的本质是为机体细胞提供 O_2,并将机体细胞新陈代谢产生的 CO_2 排出。呼吸是维持机体生命活动所必需的基本生理过程之一,一旦呼吸停止,生命便将结束。

对于高等动物和人体,呼吸的全过程包含肺通气(肺与外界环境之间的气体交换过程)、肺换气(肺泡与肺毛细血管血液之间的气体交换过程)、气体在血液中的运输、组织换气(组织毛细血管与组织细胞之间的气体交换过程)和细胞内生物氧化过程。习惯上将组织换气和细胞内生物氧化过程合称内呼吸;将肺通气和肺换气称为外呼吸,通常所称呼吸即为外呼吸。

2.3.2　呼吸检测方法

对于生命而言呼吸十分重要,然而许多疾病会造成患者呼吸障碍,影响患者的身体健康和生命安全。因此,如何正确检测呼吸信号成为呼吸检测的关键。目前常见的呼吸检测方法主要有:

(1)温度变化检测法

温度变化检测法是利用呼吸时气流温度的变化来检测呼吸。其原理是将高灵敏度温度传感器放置于呼吸气流通道上。呼吸的气流会使温度传感器的检测数据发生变化。传感器温度数据变化的周期即是呼吸信息。

（2）流量检测方法

流量检测方法是利用装配在呼吸面罩上的流量传感器检测呼吸气流的流量，并通过分析流量数据获得呼吸信息。

（3）压电式检测法

人体呼吸时伴随着胸腔的扩张和收缩的机械运动，压电式检测法是利用压电晶体传感器检测胸腔的扩张和收缩的机械运动，从而得到呼吸信息。

（4）阻抗检测方法

人体呼吸时伴随着胸腔的扩张和收缩的机械运动，胸腔扩张和收缩的机械运动会产生肌体胸腔生物阻抗的变化。利用检测胸腔阻抗变化同样可以获取呼吸信息。

2.4 脉搏信息

在每个心动周期中，随着心脏的收缩和舒张活动，动脉内压力和容积发生周期性变化导致动脉管壁周期性的搏动，称为动脉脉搏（Arterial Pulse）。动脉搏动可以沿着动脉管壁向小动脉传播。检查动脉脉搏时通常会选择桡动脉、颈动脉，医护人员有时也会选择颞动脉、股动脉或足背动脉。

人体某些心血管疾病会引起动脉搏动的异常。如主动脉粥样硬化时，大动脉的顺应性减小，弹性储存作用减弱，动脉血压的搏动幅度增大，脉搏波的上升斜率和幅度也随之变大；当主动脉狭窄时，动脉射血阻力增大，脉搏波的上升斜率和幅度均随之变小。

由于动脉脉搏与动脉血管管壁的顺应性、外周阻力大小和心排血量等生理因素相关，因此在一些情况下，脉搏是可以反映心血管系统的异常情况的。

2.5 血 压

2.5.1 概述

在血管内流动的血液对单位面积血管管壁的侧压力称为血压（Blood Pressure）。依据物理学的定义，血压是血液对血管壁的压强，其国际计量单位是帕斯卡（$1 \text{ Pa} = 1 \text{ N/m}^2$），由于帕斯卡单位太小，习惯上使用毫米汞柱（mmHg）表示，$1 \text{ mmHg} = 133.3 \text{ Pa}$。人体大静脉的血压较低，通常以厘米水柱（$cmH_2O$）为单位来表示，$1 \text{ cmH}_2\text{O} = 98 \text{ Pa}$。目前按照国家计量单位标准化和国际化的要求，医护人员在记录血压时通常使用"kPa"作为单位，$1 \text{ kPa} = 1000 \text{ Pa}$。

人体血液由心脏的收缩和舒张而产生运动，故每一瞬间血压的数据都在变动。心室收缩时，主动脉血压急速升高，在心室收缩期动脉血压达到的最高值称为收缩压（Systolic

Pressure)。心室舒张时,心室停止射血,动脉血压降低,在心室舒张末期动脉血压达到的最低值称为舒张压(Diastolic Pressure)。收缩压和舒张压之间的压差称为脉搏压(Pulse Pressure),简称脉压。在一个心动周期期间血压水平的平均值称为平均压(Mean Arterial Pressure)。血压的收缩压和舒张压数值随着年龄的变化而有所不同,人体血压随年龄变化表见表 2-2。

表 2-2　　　　　　　　　　人体血压随年龄变化表

年龄(岁)	男性		女性	
	收缩压	舒张压	收缩压	舒张压
1	96	66	95	62
10	103	69	103	70
18	120	74	116	72
20～24	123	76	116	72
25～29	125	78	117	74
30～34	126	79	120	75
35～39	127	80	124	78
40～44	129	81	127	78
45～49	130	82	131	82
50～54	135	82	137	84
55～59	138	84	139	84
60～64	142	85	144	85
65～69	143	83	154	85
70～74	145	82	159	85
75～79	146	81	158	84
80～84	145	82	157	83
85～89	145	79	154	82

2.5.2　血压检测的发展历史

纵观血压计的发展,可追溯至 1682 年,英国的一个科学家,当他注意到动脉被隔断的时候,通过手摸可以感受到脉搏的跳动而感觉到血压。这个时候,人们开始对血压有一定的概念和了解。后来,约 1733 年,英国的 Steven 首次测量了动物的血压。Steven 用尾端有小铜管,长约 274 cm 的玻璃管插入马的动脉,发现马的血液可以高达 270 cm 的高度,心跳还会随着血压的高低而上下波动。这可以算是血压计的雏形。

1935 年,Aily 发明了一个把脉搏动传递给一个窄水银柱,当脉搏动时,水银会相应地上下跳动,这是医生第一次在不用切开动脉时测量血压和脉搏。

1860 年,法国科学家 Adrian 研发出一个当时最好的血压计,不但可以把脉搏放大,还可以记录在纸上,并且可以随身携带。

直到现在,医生使用的血压计,是在其上面加了一个气球,用来阻断血压,同时,用听诊器听脉搏的跳动,从而读出血压数。

不过,现在科学技术的飞跃,越来越多的电子血压计的出现使得现在测量血压更加准确、方便。

2.5.3 血压测量方法

血压测量是临床经常进行的一种检查,测量动脉血压的方法有直接测量法和间接测量法。

1. 直接测量法

直接测量法是使用导管插入动脉血管内,导管另一端连接装有水银的 U 形管的一端。U 形管中水银的高度差即是动脉血管内的血压。由于水银比重较大,因而惯性较大,不能反映实时的血压数据,仅可以测量反映动脉血压的平均数值。随着电子技术的发展,现已可以使用电子传感器替换水银进行快速、高精度的血压测量。

目前直接测量法具有精度较高、实时性好等优点。但是,其测量属于有创测量,存在较高的感染等医疗风险,故在临床不宜普及使用。

2. 间接测量法

间接测量法是选取与心脏高度接近的上臂处,使用气压袖带缠绕上臂,袖带下缘位于轴弯横纹上方 2~3 cm 处。将听诊器置于肘窝部、肱二头肌腱内侧的肱动脉处。然后,向袖带充气施压,当所施加的压力超过收缩压时,该处肱动脉血液完全被阻断,肱动脉搏动消失,此时听诊器听不到声音。随后以较慢的速度释放袖带中的气体,当袖带压力低于收缩压的瞬间,血液突然通过被压迫的阻塞的血管段,形成涡流撞击血管壁,在听诊器中可以听到的第一次声响(柯氏音)即为收缩压。继续慢速释放袖带气压,当袖带压力等于或低于舒张压时,血流完全恢复,听诊音消失,此时的读数就是舒张压。

间接测量法的优点是无创测量,适合临床检测。

2.6 血氧饱和度

2.6.1 概述

血氧饱和度(SpO_2)是血液中被氧结合的氧合血红蛋白(HbO_2)的容量占全部可结合的血红蛋白(Hb,Hemoglobin)容量的百分比,即血液中血氧的浓度,它是呼吸循环的重要生理参数。而功能性氧饱和度为 HbO_2 浓度与 HbO_2+Hb 浓度之比,有别于氧合血红蛋白所占百分数。因此,监测动脉血氧饱和度(SaO_2)可以对肺的氧合和血红蛋白携氧能力进行估计。正常人体动脉血的血氧饱和度为 98%,静脉血为 75%。

人体的新陈代谢过程是生物氧化过程,而新陈代谢过程中所需要的氧,是通过呼吸系统进入人体血液与血液红细胞中的血红蛋白(Hb)结合成氧合血红蛋白(HbO₂),再输送到人体各部分组织细胞中去。血液携带输送氧气的能力即用血氧饱和度来衡量。

许多临床疾病会造成氧供给的缺乏,这将直接影响细胞的正常新陈代谢,严重的还会威胁人的生命,所以动脉血氧浓度的实时监测在临床救护中非常重要。长期的供氧不足容易导致头晕、记忆力差甚至引起阿尔茨海默病的症状,严重者导致意识丧失或者丧生都是有可能的。从医学角度分析,血液中含氧量大于等于 95,为正常指标;每分钟脉搏在 60～100 次之间,为正常指标。如果患者检测的数值均不符合上述两大指标,请于不同时间点分别检测 2～3 次,保持 2～3 天的连续检测,如果数值依然不符合标准的话,建议去医院详查。

传统的血氧饱和度测量方法是先进行人体采血,再利用血气分析仪进行电化学分析,测出血氧分压 PO₂,计算出血氧饱和度。这种方法比较麻烦,且不能进行连续的监测。

缺氧是机体氧供与氧耗之间出现的不平衡状态,即组织细胞代谢处于乏氧状态。机体是否缺氧取决于各组织接受的氧运输量和氧储备量能否满足有氧代谢的需要。缺氧的危害与缺氧程度、发生速度及持续时间有关。严重低氧血症是麻醉死亡的常见原因,约占心脏骤停或严重脑细胞损害死亡的 $\frac{1}{3} \sim \frac{2}{3}$。

临床上凡是 PaO₂ < 80 mmHg,即为低氧,基本上等同于重度低氧血症。

缺氧对机体有着巨大的影响。比如对中枢神经系统、肝、肾功能的影响。低氧时首先出现的是代偿性心率加速、心搏及心排血量增加,循环系统以高动力状态代偿氧含量的不足。同时产生血流再分配,脑及冠状血管选择性扩张以保障足够的血供。但在严重的低氧状况下,由于心内膜下乳酸堆积,ATP 合成降低,产生心肌抑制,导致心动过缓,期前收缩,血压下降与心排血量降低,以及出现室颤等心律失常乃至停搏。另外,缺氧和患者本身的疾病可能对患者的内环境稳态产生重要的影响。

2.6.2　血氧饱和度的检测

为了检测血氧饱和度,通常我们可以采用传统的电化学法和现在常用的血氧仪法(也称光学法)。

1. 电化学法

电化学法需要进行有创采血,一般取动脉血检测为主,然后进行电化学分析,从而取得动脉氧分压,然后计算出动脉血氧饱和度。尽管这种方法可以得到比较精确可靠的数据,但是由于这种方法不能连续测量且会给测试者造成痛苦,所以这种方法已经很少使用了。

2. 光学法

光学法比电化学法好的一个明显表现就是可以无创检测,它的使用地点不再被限制在普通的医院中,而是可以在任何地方使用,这无疑对血氧仪的普及做出了非常大的贡献。并且它的操作非常简单,即使没有经过系统培训的人也可以轻松地使用血氧仪。

目前常见的是采用指套式光电传感器,测量时,只需将传感器套在人手指上,利用手指作为盛装血红蛋白的透明容器,使用波长 660 nm 的红光和 940 nm 的近红外光作为射入光源,测定通过组织床的光传导强度,来计算血红蛋白浓度及血氧饱和度,仪器即可显示人体血氧饱和度,为临床提供了一种连续无损伤且操作简单的血氧测量仪器。如图 2-15 所示为血氧饱和度指套式光电传感器的结构,图 2-15(A)是正常放置的血氧饱和度指套式光电传感器;图 2-15(B)是血氧饱和度指套式光电传感器的内部结构,结构下方黑色橡胶块的中间是光敏器件,负责接收 660 nm 的红光和 940 nm 的近红外光信号,结构上方白色橡胶块中间是发光器件,负责产生 660 nm 的红光和 940 nm 的近红外光;图 2-15(C)是血氧饱和度指套式光电传感器在即将使用时的照片,可以清楚看到 660 nm 的红光信号,同时发出的 940 nm 的近红外光是不可见的。

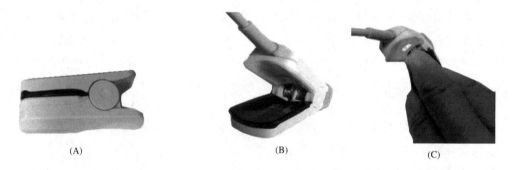

(A)　　　　　　　　　　　(B)　　　　　　　　　　　(C)

图 2-15　血氧饱和度指套式光电传感器的结构

对于老年人,要长期保持一定的锻炼,防止肢体的过早老化,这样有益于心血系统。锻炼可以加速血液循环,提高血管的张力,能预防各种心血管病。对于长期熬夜和加班学习的人群,长期酗酒和有呼吸疾病的人群,应经常进行血氧饱和度的监测。

2.7　脑电简介

脑电是脑神经活动的外在表现,脑电检查是目前门诊的普通检查项目之一。

2.7.1　脑电的发展史

大脑是神经系统最高级部分,通过脑内神经元放电主导机体内一切活动过程。但是人类对自身大脑的认识经历了相当漫长的历史过程。

英国利物浦的科学家 Richard Caton(1842~1926)使用一个电流计把两个电极放到兔脑和猴脑上记录到了脑电活动,由此在 1875 年首次以电信号的形式记录了大脑的活动。从那以后，电流－脑－图的概念就被结合在一起，以至于 EEG（Electroencephalo-graph）以后用来表示大脑的神经电活动。同年，Richard Caton 发表了《脑灰质电现象的研究》论文，但当时并没有引起重视。15 年后，Beck 再一次发表脑电波的论文，才掀起研究脑电现象的热潮，直至 1924 年德国精神病学家 Berger 观察到电鳗发出电流，认为人类身上必然有相同的现象，才真正地记录到了人脑的脑电波，从此诞生了人的脑电图。

早在 1857 年，青年生理科学工作者 Caton（1838～1927）和 Hitzig（1838～1907）发现人类大脑可以接受电刺激。Vasili Yakovlevich Danilevsky（1852～1939）跟随 Caton 的工作，通过对大脑生理学的研究，在 1877 年完成了他的一篇论文。他通过电刺激研究了大脑活动以及动物自发的脑电活动。

俄罗斯生理学家 Neminsky（1879～1952）在 1912 年记录了一只狗完整头骨的硬脑壳脑电。他发现正常情况下每秒 12～14 周期的节奏，在狗处于窒息的过程中就会变慢，后来他把这一规律叫作脑电。

人类脑电信号的发现者是 Berger（1873～1941），他在 1920 年，开始了人类脑电信号的研究。1910 年，Berger 开始致力于用一个弦线检流计，之后转移到一个较小的 Edel-mann 模型里，1924 年之后，又转移到一个较大的 Edelmann 模型里。1926 年，Berger 开始使用西门子双线圈检流计。1929 年，他首次做出了人类脑电的报告，在相纸上记载了持续 1～3 分钟的记录。在这次记录中，仅使用的是单通道双极额枕引线的方法。Berger 在 1929 年发布的第一篇报道中包含了阿尔法节律作为脑电信号的重要部分，以及阿尔法阻塞响应。

20 世纪 30 年代，Berger 开始进行第一个睡眠纺锤波的脑电记录。之后报道了人类大脑缺氧的脑电记录。Berger 也对大脑定位感兴趣，尤其是对大脑肿瘤的定位，同时他也发现了精神活动与脑电信号变化的相关性。

来自柏林的 Toennies（1902～1970），研究出第一套针对脑电位报告的生物放大器。1932 年，Rockefeller 基金会研究出一个差分放大器，用来记录脑电信号。多通道记录的重要性和使用大量电极覆盖更广泛的大脑区域得到 Kornm 的认可。Fischer 和 Owen-bach 提出了第一个专注于癫痫表现的 EEG 工作和第一个癫痫峰值的演示。

在英国，Walter 是临床脑电图学的先锋者，发现了缓慢的大脑活动（三角波）的焦点。这个三角波在大脑异常的诊断上发起了巨大的临床兴趣。在布鲁塞尔，Bremer（1892～1982）发现大脑处于警戒状态时传入信号的影响。

约 1934 年，北美洲开始了关于脑电信号的研究活动。在这时期，对于外围神经电位的研究中，美国圣路易斯大学的研究组使用了一个负极射线示波器。20 世纪 30 年代脑电信号的研究工作开始在哈佛大学和艾奥瓦大学进行。在这些年里，由 Gibbs 进行的癫痫发作的研究是脑电信号的主要工作，因为癫痫发作疾病领域是他们最大效益的领域。从历史观点来说，癫痫学被划分为两个时期：脑电出现的前期和后期。Gibbs 和 Lennox 采纳了 Fischer 的观点，基于他对苦味毒以及从动物到人类癫痫学方面对皮质脑电的影响的这两方面研究。在假定癫痫发作的一个案例中以及一个具有轻度瘫痪的病人处于重点运动性癫痫发作期间，Berger 说明了几个突发性脑电疾病的例子。作为北美洲的另一些脑电图的先驱，Hallowel 和 Davis 是最早的一批研究者，研究人类睡眠期间脑电的性质。Loomis、Harvey 和 Hobart 是第一批研究人类睡眠脑电模式和睡眠阶段的人。

1947 年，美国成立了脑电图协会。在此期间第一届国际脑电图大会在英国伦敦举办。尽管在德国的脑电研究仍然受限于柏林，但是日本因为 Motokawa 在脑电节律方面的研究工作而获得关注。在这些年里，神经生理学家通过解剖学方法演示了丘脑皮质层的关系。

贯穿 20 世纪 50 年代，脑电工作已经延伸到很多领域。在这段时间里，癫痫灶的外科手术变得很流行，同时 *Epilepsy and the Functional Anatomy of the Human Brain* 一书也出版了。

Mayer 和 Hayne(1948 年)通过向大脑植入电极，首次获得人类深度脑电图。细胞内微电极科技的发明彻底改变了这种方法。Brock 等人在 1952 年把它应用在脊髓中，Phillips 在 1961 年将其应用在脑皮质中。

脑电信号的分析开始于脑电测量的早期。Berger 协助 Dietch (1932 年)应用 Fourier 的分析到脑电图的序列中，在 20 世纪 50 年代使其快速发展。通过芝加哥大学 Kleitman 的工作，20 世纪 50 年代，脑电睡眠紊乱的分析开始发展起来。

20 世纪 60 年代对于脑电诱发电位(EPs)的研究，特别是可视化 EPs，普遍应用在精神疾病上，在 20 世纪 70 年代取得进一步发展。

脑电的发展，一直是一个持续的过程，从 14 世纪早期就已经开始并带来早期临床性、实验性、可计算性的研究，此研究针对大量神经学和生理学的脑畸形以及人类中枢神经系统(CNS)的其余部分的发现、识别、诊断和治疗。如今，完全使用计算机系统以侵入式和非侵入式的方式记录脑电图。脑电设备配有许多信号处理工具，精致准确的电极测量工具以及具有几个小时的长期记忆。脑电或脑磁(MEG)设备同其他神经影像系统(例如功能性磁共振影像(fMRI))一体化。精致的针形电极也可以用来记录脑皮层的脑电图，因此避免了由脑壳引诱的衰减和非线性特征。

作为一种有效地对神经活动进行间接测量的工具，脑电图(EEG)及其相关联的事件相关电位(ERP)的研究广泛应用于神经科学、认知科学、认知心理学、神经科学和心理生理学研究中。其具有较高的时间分辨率(Temporal Resolution)，可以检测毫秒级的电位变化，但空间分辨率(Spatial Resolution)则相对较差。

脑电波或脑电图是一种比较敏感的客观指标，不仅可以用于脑科学的基础理论研究，而且更重要的意义在于它的临床实践的应用，与人类的生命及健康息息相关。

目前，脑电波是诊断癫痫的必要依据，脑电波对于各种颅内病变，如脑中风、脑炎、脑瘤、代谢性脑病变等，亦有很大的诊断帮助。脑电图仍是目前研究睡眠相对客观的依据，由监测睡眠中脑波变化，人们可以区分睡眠中的不同时期。此外，脑电图被广泛用于认知神经科学等领域。

2.7.2　脑电波的分类

现代科学研究表明,人脑工作时会产生自发性电生理活动,该活动可通过专用的脑电记录仪以脑电波的形式表现出来,在脑电研究中,至少存在四个重要的波段。

脑电波是一些自发的有节律的神经电活动,其频率变动范围在每秒 1~30 次,可划分为四个波段,即 δ(1~3 Hz)、θ(4~7 Hz)、α(8~13 Hz)、β(14~30 Hz)。除此之外,在觉醒并专注于某一事时,常常可见一种频率较 β 波更高的 γ 波,其频率为 30~80 Hz,波幅范围不定。而在睡眠时还可出现另一些波形较为特殊的正常脑电波,如驼峰波、σ 波、λ 波、μ 波等。

δ 波的频率为 1~3 Hz,幅度为 20~200 μV。当人在婴儿期或智力发育不成熟、成年人在极度疲劳和昏睡或麻醉状态下,可在颞叶和顶叶记录到这种波段。

θ 波的频率为 4~7 Hz,幅度为 5~20 μV。在成年人意愿受挫或者抑郁以及精神病患者中这种波极为显著。但此波为少年(10~17 岁)的脑电图中的主要成分。

α 波的频率为 8~13 Hz(平均数为 10 Hz),幅度为 20~100 μV。它是正常人脑电波的基本节律,如果没有外加刺激,其频率是恒定的。人在清醒、安静或闭眼时该节律最为明显,睁开眼睛(受到光刺激)或接受其他刺激时,α 波即刻消失。

β 波的频率为 14~30 Hz,幅度为 100~150 μV。当精神紧张和情绪激动或亢奋时出现此波,当人从噩梦中惊醒时,原来的慢波节律可立即被该节律所替代。

在人心情愉悦或静思冥想时,一直兴奋的 β 波、δ 波或 θ 波此刻弱了下来,α 波相对来说得到了强化。因为这种波形最接近右脑的脑电生物节律,于是人的灵感状态就出现了。

2.7.3　脑电图仪

目前普通的脑电图仪由电极帽、导联电缆、前置放大器、数据处理主机和显示器组成。图 2-16(a)是佩戴了 64 导脑电电极帽的实验被试,脑电前置放大器使用内部电瓶供电,检

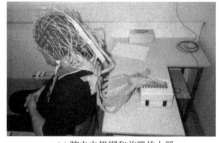
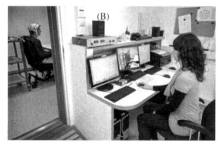

(a)脑电电极帽和前置放大器　　　　　　　　(b)脑电检测实验

图 2-16　脑电电极帽和脑电检测实验

测数据通过光纤(照片右边的线圈)传输。图 2-16(b)是脑电检测实验,正常实验时,照片左边能看到实验被试的屏蔽门是关闭的,实验人员通过面前三台显示器中间的显示器

观察实验被试的状态。

由于脑电信号的幅度非常微弱,所以在使用脑电图仪时要尽量选择电磁干扰小的位置,最好能在电磁屏蔽室中进行检测;大功率电器会释放较强的电磁干扰,应尽力避免在大功率电器附近使用脑电图仪;尽可能缩短电极帽的连接电缆,并使用屏蔽电缆连接;如果条件允许,最好使用光纤或蓝牙通信方式传输检测信息,以力求将电磁干扰降至最低水平。

图 2-17 为普通的脑电图记录,由左、中、右三个时间段的信息合成,分别代表不同时间和状态下的脑电活动。脑电图的横轴是时间轴,纵轴有多个导联信息,在图右侧分别标注导联的名称。从图中可以看出不同时间和状态下大脑不同部位的活动状态是不同的。

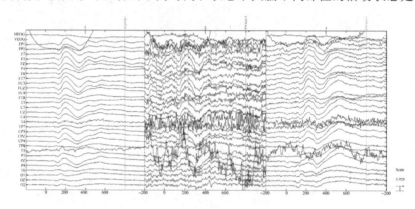

图 2-17　普通的脑电图记录

2.7.4　脑地形图

脑地形图(Topographical Map of Brain)是脑电波各频段内功率值用不同颜色表示的球面头皮展开的平面图形。头皮上脑电波频率在 f1～f2 的功率值由功率谱密度 CPS 积分求得,为

$$S(\omega) = \frac{1}{T} | X(\omega) |^2 \tag{2-2}$$

式(2-2)中,$X(\omega)$ 是长度为 T 的脑电信号 $x(n)$,$n = 0, 1, 2, \cdots, T$ 通过傅立叶变换得到。

$$P = \frac{1}{2\pi} \int_{f1}^{f2} S(\omega) d\omega \tag{2-3}$$

$S(\omega)$ 为功率谱密度(PSD),P 为在频率 f1 至 f2 之间的功率值。

通常各导联内功率值分为 5 个频段:α、$\beta1$、$\beta2$、θ 和 δ。

脑地形图是脑功能研究和临床诊断的重要手段,是一项新的检查方法。它既能进行病理诊断又可进行功能诊断,具有较高的敏感性,相比脑电图能够带来更多的信息,优于常规脑电图检查。

目前脑地形图主要用于精神病、癫痫、脑肿瘤、脑外伤、脑血管疾病的辅助诊断。如

图 2-18 所示为脑电波和脑地形图的对应关系图,分别表示在 200 ms、300 ms 和 400 ms 时的脑地形图。

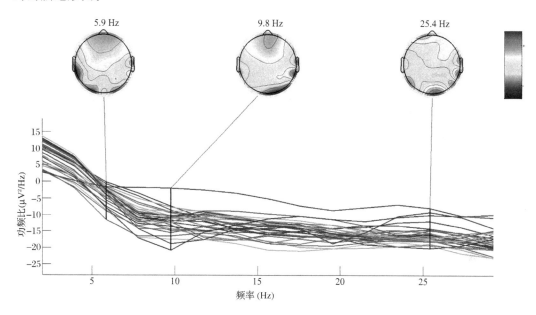

图 2-18 脑电波和脑地形图的对应关系图

第3章

人体基本生理信息的检测方法

3.1 脉搏检测

3.1.1 脉搏波产生机理

脉搏波是心脏搏动将血液挤压入动脉血管,通过血管系统的传导而产生的容积变化和振动现象。当心脏收缩时,有相当数量的血液进入原已充满血液的主动脉内,使得该处血管内血压升高,血管的弹性管壁被撑开,此时心脏推动血液所做的功转化为血管的弹性势能;由于血液的不可压缩特性,这种搏动沿着血管向远心端传播。心脏停止收缩时,扩张了的那部分血管也跟着收缩,驱使血液向前流动,结果又使前面血管的管壁跟着扩张,依此类推。这种过程与波动在弹性介质中的传播有些类似,因此称为脉搏波(Pulse Wave)。

3.1.2 脉搏信息

血液在人体内循环流动的过程中,经历心脏的舒张、内脏流量的涨落、血管各端点的阻滞、血管壁的黏弹等过程。脉搏波不仅受到心脏状况的影响,同时也受到肌体内环境调控功能器官(脏器)状态所需血液参数以及系统状态参数等的影响。所以脉搏波所呈现出的形态、强度、速率和节律等方面的综合信息一定程度上体现了心脏、内外循环、主要脏器和神经等系统的动态信息,并在很大程度上反映出人体心血管系统中许多生理病理的血流特征。

脉搏是临床检查和生理研究中常见的生理现象,包含了反映心脏和血管状态的重要生理信息。人体内各器官的健康状态、病变等信息将以某种方式显现在脉搏中。通过对脉搏波检测得到的脉搏波形含有许多有诊断价值的信息,可以用来诊断和预测人体某些器脏结构和功能的变化趋势。

3.1.3 光电式脉搏检测原理

光电式脉搏检测的方法是基于血液透光性较差的原理,利用特殊的恒流电路驱动发光二极管产生照度恒定的光波(可见光、红外光均可以,选择红外光可以在一定程度上提高检测的抗干扰能力)。采用光敏器件(光敏二极管、光敏三极管、光电池或光敏电阻均可以)作为接收端。在发光二极管和光敏器件之间放置肌体组织(为方便检测,通常使用手指作为检测肌体),当血管膨胀时,发光二极管和光敏器件之间的血液量增加,透光度变差,光敏器件的输出就变小;当血管收缩时,发光二极管和光敏器件之间的血液量减少,透光度变好,光敏器件的输出就变大。光敏器件的输出反映了脉搏信息。

3.1.4　光电式脉搏检测实验

　　因光敏器件种类较多,以下以常用的光敏三极管(图 3-1(A))和硅光电池(图 3-1(B))为例介绍光电式脉搏检测。由于光敏三极管是通过光激发产生基极电流,故光敏三极管往往省去了基极而呈现两个电极。

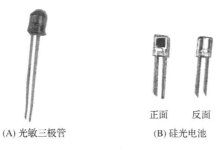

(A) 光敏三极管　　　(B) 硅光电池

图 3-1　光敏器件

　　光敏三极管的特性曲线如图 3-2 所示。从图中可以看到,在光照度一定、V_{ce} 在 1 V 以下时,集电极电流 I_c 随 V_{ce} 增加而增大;当 $V_{ce} > 1$ V 后 I_c 变化范围很小,即在 $V_{ce} > 1$ V 时,I_c 基本随光照度线性变化。

　　硅光电池的特性曲线如图 3-3 所示。从图中可以看到,硅光电池的输出电压随着光照度而变化,当光照度超过一定数值后,硅光电池的输出电压基本稳定不变,图中基本稳定在 0.6 V。当输出电压稳定时,输出电压虽然不随光照度变化,其输出最大电流的能力却与光照度成比例。换而言之,硅光电池的输出功率与一定范围内的光照度成比例。

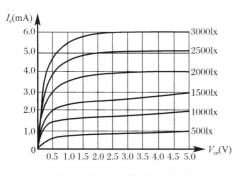

图 3-2　光敏三极管的特性曲线

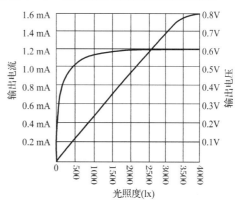

图 3-3　硅光电池的特性曲线

虽然目前元器件工艺水平得到较大的提高,但每一型号的光敏器件的特性均有所差异,即便是同一型号的各个元器件之间也存在差异,同一元器件经过不同的工作环境后特性也会有所降低,故在实验前应对其进行特性测试。

此外,光敏器件对不同波长的光的灵敏度和效率是不同的,这一点需要格外注意。在"光敏三极管光电特性"和"硅光电池光电特性"实验中安排有光敏器件对不同颜色光的特性实验。

3.1.5 压电式脉搏检测

1. 压电晶体传感器原理

自然界有一类晶体,当你对它挤压或拉伸时,它的两端就会产生不同的电荷,这种效应被称为压电效应。能产生压电效应的晶体就叫压电晶体。水晶是一种最早被发现的天然压电晶体。目前常见的压电晶体(包括人工合成)有:方硼石、闪锌矿、电气石、GaAs、红锌矿、钛酸钡及其衍生结构晶体、冰糖等。

压电晶体是用量仅次于单晶硅的电子材料,用于制造选择和控制频率的电子元器件,广泛应用于电子信息产业各领域,几乎所有的电子设备均使用不同规格的压电晶体,尤其在高性能电子设备及数字化设备中应用日益扩大。

有些压电晶体,如对晶体施加电场,晶体将在一定方向上产生机械变形,当外加电场撤去后,该变形也随之消失,这种现象称为逆压电效应,也称作电致伸缩效应。目前舰船所使用声呐的传感器均使用电致伸缩效应材料制作而成。声呐在发射声波时,压电晶体将功率放大器输出的电信号加载到压电晶体上,压电晶体通过电致伸缩效应将电信号转换成机械运动(声波)发射到介质当中。在介质中传播的声波遇到目标,声波被反射。声呐的压电晶体在目标反射声波的声压作用下,声呐传感器产生压电效应,前级放大器将次微弱的压电信号放大,并在屏幕上指示出目标的方位、距离和深度等参数。

压电性产生的原因与晶体结构有关。原本重合的正、负电荷重心受压后产生分离而形成电偶极子,从而使晶体特定方向的两端带有极性不同的电荷量。

压电晶体所能产生的稳定不变的振动正是无线电技术中控制频率所必需的,家中的彩色电视机等许多电器设备中都有用压电晶片制作的滤波器,保证了图像和声音的清晰度。

2. 压电晶体的应用

压电晶体传感器具有广泛的实际应用。例如,装有压电晶体元件的仪器使技术人员研究蒸汽机、内燃机及各种化工设备中压力的变化成为现实。利用压电晶体甚至可以测量管道中流体的压力、大炮炮筒在发射炮弹时承受的压力以及炸弹爆炸时的瞬时压力等。

压电晶体还广泛应用于声音的记录和再现。常见的电话、对讲机和录音机所使用的麦克风就是利用压电晶体的压电效应制作而成的。安装在麦克风上的压电晶片会把声音的振动转变为电流的变化。当声波碰到压电晶体薄片时,就会使压电晶体两端薄片的电极上产生电荷,其大小和极性随着声音的变化而变化。这种压电晶片上电荷的变化,再通过电子装置,可以变成无线电波传到遥远的地方。这些无线电波为收音机所接收,并通过安装在收音机喇叭上的压电晶体薄片的振动,又变成声音回荡在空中。

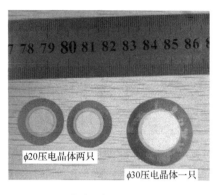

常见的音乐片、小型听筒、耳机以及高级音箱中的发声器件,如蜂鸣器,也是使用压电晶体制作而成的。其原理正是电致伸缩效应。常见的蜂鸣器使用的压电晶体如图 3-4 所示。

3. 压电式脉搏的检测

图 3-4　蜂鸣器使用的压电晶体

利用压电晶体可以进行压电式脉搏检测,如图 3-5 所示为压电晶体脉搏检测实验电路。压电晶体 HD 和电阻 R0 组成压电检测电路。由于压电晶体内阻较高,通常为 MΩ 级甚至更高,如果不设置 R0,压电晶体检测到高压力时产生的电荷很难释放,从而影响检测的连续性。U1 为跟随电路,可以很好地衔接压电晶体和后续的放大电路。R1、C1、C2、R2 和 R5、C3、C4、R6 组成带通选择电路,电路的上、下限频率可在实验报告中详细分析、计算。R3、R4 和 U2 组成一级 $A_v=31$ 的放大电路。R7、R8 和 U3 组成一级 $A_v=21$ 的放大电路。

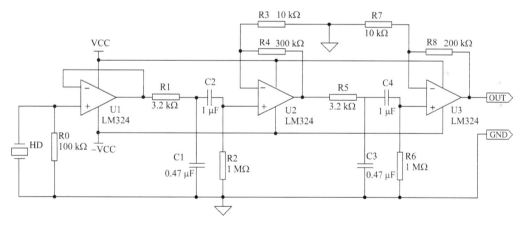

图 3-5　压电晶体脉搏检测实验电路

3.2　体温检测

3.2.1　铂电阻传感器

常见的体温检测传感器有铂电阻(常见 Pt100 或 Pt1000)、铜电阻(常见 Cu100)、热敏电阻和各种集成温度传感器。铂电阻和铜电阻的阻值随温度按一定规律变化,并以此作为检测基础。随着技术和工艺水平的提高,目前铂电阻和铜电阻的温度值很准确,可以依据阻值查表或计算得到。以铂电阻(Pt1000)为例(Pt100、Cu100 与其类似),其工作温度范围为 $-200\ ℃\sim+200\ ℃$,人体体温仅 $35\ ℃\sim42\ ℃$,故仅需要设计相应的检测电路以满足体温的测量。Pt1000 对于 $0\ ℃\sim850\ ℃$,其电阻值计算为:

$$Rt = R0 \times (1 + A \times t + B \times t^2) \tag{3-1}$$

其中:

Rt:温度为 $t\ ℃$时的电阻,单位为 Ω

$R0$:温度为 $0℃$时的标称电阻,Pt1000 的值为 $1000\ \Omega$

$A = 3.9083 \times 10^{-3}℃^{-1}$ $B = -5.775 \times 10^{-7}℃^{-2}$

当检测电流通过 Pt1000 铂电阻时,Pt1000 会产生热效应从而影响对环境温度的测量,故 Pt1000 温度传感器作为检测传感器时允许通过的工作电流为 $\leqslant 0.5\ mA$。

由公式(3-1)可知,Pt1000 测量温度存在非线性。不过,当测量体温时,由于体温变化范围相对于 Pt1000 的测量范围小许多,故可以进行修正后得到准确的测量温度。

Pt1000 铂电阻温度传感器用于体温测量的实验,请按照教师要求完成温度传感器测试实验。

3.2.2 集成温度传感器

随着集成电路技术的提高,出现了许多集成温度传感器。集成温度传感器是将温度测量、线性化、补偿和输出适配电路集成在一个芯片上的温度传感器。集成温度传感器依据检测输出形式分为线性和数字两大类。集成线性温度传感器是指传感器输出信息为与温度呈线性变化的电压或电流。例如,AD590 是一款电流输出型的集成温度传感器,在 $0\ ℃$ 时输出 $273.13\ \mu A$ 电流,检测线性度为 $1\ \mu A/℃$。

集成数字温度传感器是指传感器输出信息为数字形式,通常以 I^2C 或 SPI 总线接口方式与 CPU 相连接。DS18B20 是一款常见的集成数字温度传感器,以数字方式输出温度数值,常见于各类数字系统。

集成温度传感器由于自身材质因素,温度测量的范围和精度略低于其他温度传感器,通常用于温度变化不大的应用环境,例如测量环境温度、仪器仪表机箱内温度等场合。

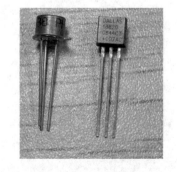

图 3-6　集成温度传感器 AD590 和 DS18B20

如图 3-6 所示为集成温度传感器 AD590 和 DS18B20。

3.3　阻抗式呼吸检测

3.3.1　呼吸概述

机体与外界环境之间的气体交换过程称之为呼吸。呼吸的本质是为机体细胞提供 O_2，并将机体细胞新陈代谢产生的 CO_2 排出。呼吸是维持机体生命活动所必需的基本生理过程之一，一旦呼吸停止，生命便将结束，由此可见呼吸对于生命活动的重要性。

3.3.2　阻抗式呼吸检测的实现

人在呼吸时胸部会有节律地收缩和扩张。胸部运动会引起肺、胸肌等组织的形变，这些形变会导致肌体电阻抗发生变化。检测胸部肌体电阻抗的变化即可检测人体的呼吸，这就是阻抗式呼吸检测法。

阻抗式呼吸检测由激励电路、占空比调整、输出、高频放大、全波检波和呼吸波放大等部分组成。

激励电路由多谐振荡器组成，其原理如图 3-7 所示。R34、VR1、R33 和 C30 完成频率调整，由其参数调节 VR1 可以在 95～238 kHz 范围内调节频率。对于人的肌体检测使用信号频率通常选择在 50 kHz～65 kHz，此频率范围可以避开人体自身信号的扰动，同时避免肌体阻抗变化引起的"误检测"。在测量时，将示波器探头连接在 U12 的"3"脚，调节 VR1，使示波器显示信号为满幅度的 100 kHz～130 kHz 信号，则表明调节到位。

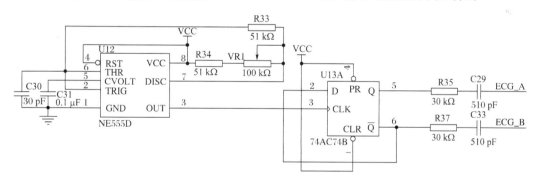

图 3-7　激励电路组成原理

由于 NE555 组成的多谐振荡器产生的震荡信号为占空比约为 60% 的方波信号，这种信号内部包含直流信号成分。直流信号会对人体肌体产生电解效应，因此，针对人体测量的电信号要尽量避免包含直流信号成分。

占空比调整电路的作用就是去除信号的直流成分。其功能是将输入信号，不论其占空比是多少，转换成频率为输入频率 50% 的对称输出信号。TTL 芯片 74AC74 是 14 脚的芯片，其中包含 2 个 D 触发器，本实验中仅使用其中一个。74AC74 中被使用的 D 触发

器的第 6 脚与第 2 脚相连接组成 T′触发器。T′触发器将 CLK 端口的信号降频一半,且
转换成 50% 占空比信号,频率降为 U12 输出频率的一半,为 50 kHz～65 kHz。R35、
C29、R37 和 C33 组成检测的输出电路。其中,C29 和 C33 进一步起到阻隔直流的作用,
R35 和 R37 一方面作为阻抗检测电阻进行呼吸阻抗检测,另一方面则起到限制流经人体
电流作用,确保被检测人员的人身安全。

　　本实验使用运算放大器作为检测放大元件,具体型号为:TLV2372。TLV2372 是一
款高性能运算放大器,可以在 2.7～16 V 电源电压范围内满幅(Rail-To-Rail)工作,为低
功耗(550 μA)运算放大器。工作带宽较宽,可以达到 3 MHz。由于该型号运算放大器可
以满幅工作,所以较适合在 3～5 V 便携式设备供电环境中工作且可以达到 0～5 V 的输
出幅度。

　　阻抗式呼吸检测电路原理如图 3-8、图 3-9 所示。图中"ECG_A"和"ECG_B"端口是
连接到肌体和检测电路的检测电极。当人体呼吸时,由于胸部的扩张和收缩使得胸部电
阻抗发生变化。胸部电阻抗变化使得"ECG_A"和"ECG_B"端口之间的信号电压幅值随
之发生变化。这种变化由 U15A 和 U16A 的检测放大电路所检测。

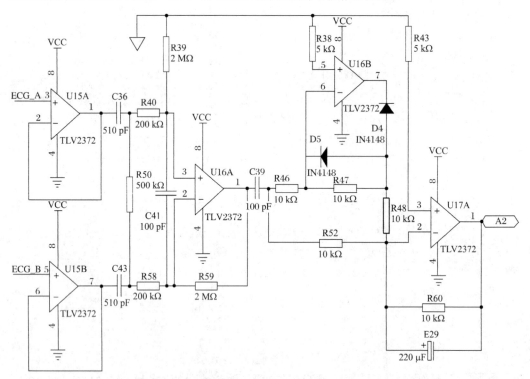

图 3-8　阻抗式呼吸检测电路原理(1)

　　U16B、D4、D5、R46、R47 和 U17A 组成精密全波整流电路,将带有呼吸信号的
50 kHz～65 kHz 信号变成半幅信号,并通过滤波将 50 kHz～65 kHz 信号滤除,仅剩呼
吸信号。

　　呼吸信号通过以 U17B、U18A 和 U18B 为主的放大电路放大,"EOC"端输出呼吸信
号时,呼吸信号幅度已达 0～5 V,可以用于检测或进行模数转换(ADC)。

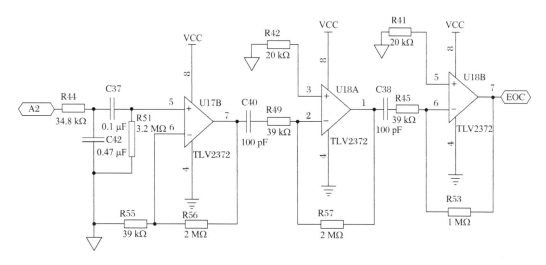

图 3-9　阻抗式呼吸检测电路原理(2)

3.4　呼吸机的使用与参数测量

3.4.1　呼吸机的发展历史

由于一些疾病的困扰,患者自主呼吸功能受到影响,此时就需要使用外部设备帮助其完成呼吸功能,该设备就是呼吸机。

1915 年丹麦的 Molgaard、Lund 及 1916 年斯德哥尔摩的外科医师 Giertz 开始使用简单的机械装置辅助患者进行呼吸。1934 年,Frenkner 使用气体钢瓶减压后产生 50 cm 水柱的气压提供给患者使用。1942 年,Frenkner 和 Crafoord 合作研制成功第一台麻醉呼吸机。1942 年,为了给高空飞行员提供基本呼吸需求,美国工程师 Bennett 发明按需供氧装置,随后改进成呼吸机供治疗急、慢性呼吸衰竭患者使用。1951 年瑞典的 Engstrom Medical 发明第一台定容呼吸机。此后,世界上许多国家开发多种呼吸机来治疗呼吸系统疾病。

呼吸机依据其使用方式分为:无创型和有创型两大类别。目前医院和家庭大量使用的是无创型呼吸机;有创型呼吸机仅在患者气管被切开时使用,因此有创型呼吸机基本是在医院病房或 ICU 使用,普通患者使用的较少。各种无创型呼吸机的工作原理基本类似,以下所涉及的呼吸机原理仅以澳大利亚瑞思迈无创型呼吸机为例讲述。

3.4.2　呼吸机原理

瑞思迈无创型呼吸机原理如图 3-10 所示。瑞思迈无创型呼吸机以市电作为电源,主控系统依据设置要求启动鼓风机将室内空气过滤后吹入面罩。同时,实时检测吹入空气的流量、气压、温度和湿度等参数,并根据设置数值进行调整以使患者达到最舒适的感觉。

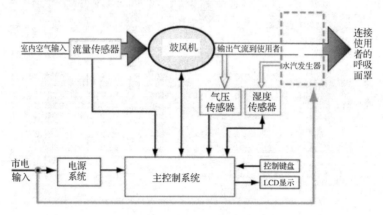

图 3-10　瑞思迈无创型呼吸机原理

　　如图 3-11 所示为呼吸机主机和加湿器,主机包含鼓风机、流量、气压、温度和湿度等传感器和主控制系统;加湿器负责对送入患者前的空气流加热和加湿,以使患者达到最舒适的感觉。

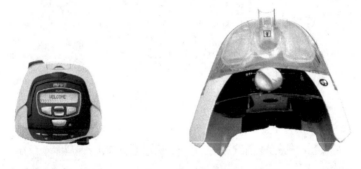

图 3-11　呼吸机主机和加湿器

　　图 3-12 和图 3-13 为主机的内部结构。在学会使用呼吸机后,通过测量呼吸机流量、气压、温度和湿度等信息,加深对呼吸机工作原理的认识。

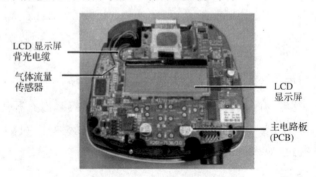

图 3-12　呼吸机主控线路板

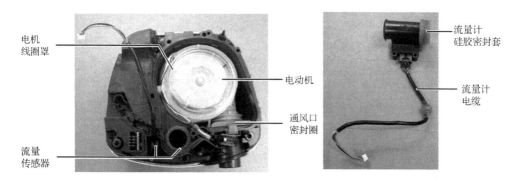

图 3-13　呼吸机通气管路结构

3.5　心电检测

3.5.1　心电信号的参数

　　心电信号是在人体体表可检测到幅度较大的生理信号之一,是人体重要的生理信号之一,也是医学检测研究涉及的基本生理信号之一。

　　人体体表心电信号的幅度约为:$0.1 \sim 5$ mV,频率范围:$0.05 \sim 100$ Hz。由于人体体表的心电信号较弱,必须经过放大才能被显现、被识别和被处理。了解和掌握心电放大器的设计原理是深入认识心电信号的基础。

3.5.2　心电放大器

　　正常心电放大器的输入阻抗较高,因为正常心电放大器是在患者静卧、全身放松的状态下进行的心电检测。这种状态极大地降低了患者肌电、身体静电和其他生理电信号的干扰,放大器采用高阻输入阻抗有利于获取较好的心电信号。可是,采集可以正常活动的患者的心电信息(动态心电图 DECG),较高阻的输入阻抗就会带入许多干扰信号,影响对患者心电信息检测的准确性。适当降低心电放大器的输入阻抗可以有效提高对干扰信号的抑制,提高正常活动的患者心电信息检测的可靠性。

　　如图 3-14 所示为心电放大器原理图。

　　"IN+""IN−""COM"连接体表的 Ag—AgCl,一次性粘贴电极组成心电放大器的导联系统。"IN+"和"IN−"分别检测心电信号的正、负放大输入。"COM"端将放大系统的信号地与体表相连接,以减少干扰信号的影响并可以较大程度提高放大电路的共模抑制比(CMRR)。

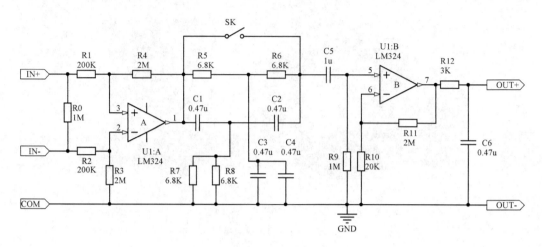

图 3-14　心电放大器原理图

R0、R1、R2、R3、R4 和 U1：A 组成第一级心电放大电路,其中 R0 担负降低患者肌电、身体静电和其他生理电信号的干扰;R1、R2、R3、R4 和 U1：A 组成一个标准的差分放大电路,电压放大倍数为:R4/R1＝10。

对于电信号而言,人体是一个良导体,富含各种电信号。但对于心电检测来说,这些信号绝大多数是干扰信号,并且干扰信号的幅度远远大于所要检测的心电信号。众多干扰信号之中尤其以工频(我国为 50 Hz,其他国家有的是 60 Hz)干扰最为严重。因此,最大限度消除工频干扰是心电信号检测工作中的主要任务之一。为了较好地消除工频干扰,设计由 R5、R6、R7、R8、C1、C2、C3 和 C4 组成一个标准的双 T 陷波网络来完成工频抑制任务。$f_0＝1/2\pi\tau$, $\tau＝RC$,$\tau＝1/2\pi f_0$,选 R＝6.8 kΩ,经计算选 C＝0.47 μF,将所选参数数值带入后计算得到 $f_0＝49.823$ Hz。

设计中的"SK"为一个短路开关。当工频干扰很小时,可以将"SK"闭合进行测量,此时的双 T 网络被短路;当工频干扰严重时,将"SK"断开,此时信号需要经过双 T 网络才能进入下一级放大电路,信号中的工频成分在经过双 T 网络时被衰减,从而降低了工频信号的干扰。

由 C5、R9、R10、R11、R12、C6 和 U1：B 组成第二级心电放大电路。C5 和 R9 完成输入信号频带下限截止频率选择和隔断前级直流成分的功能。下限截止频率为 $1/2\pi RC$,本设计的下限截止频率为:$f_L＝1/2\pi RC$,代入具体数值可以得到 $f_L≈0.08$ Hz;上限截止频率由 R12 和 C6 确定,本设计的上限截止频率为:$f_H＝1/2\pi RC$,代入具体数值可以得到 $f_H≈112.93$ Hz。第二级心电放大电路为运算放大器的标准同相放大电路,电压放大倍数为:R11/R10＝100。

本设计的电压放大倍数为 $10×100＝1000$,下限截止频率约为 0.08 Hz,上限截止频率约为 113 Hz。图 3-15、图 3-16 和图 3-17 为本设计的实验实现。

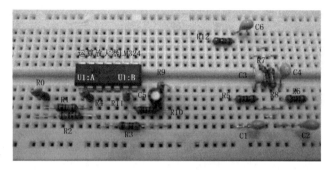

图 3-15　实验心电放大电路元件布置图

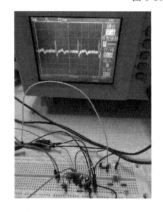

图 3-16　未连接双 T 网络的实验电路

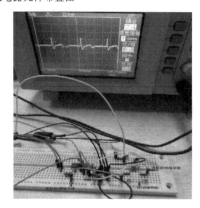

图 3-17　连接双 T 网络的实验电路

本实验所使用的电源"VCC"为 3～15 V 的直流电源。运算放大器选用价格低廉、性能尚可的四则运算放大器 LM324 中的 2 个运算放大器。

心电信号有正有负,所以心电放大器应使用正负电源供电。如果作为便携式的心电检测电路,采用正负双电源供电比较困难。特别是在使用普通电池作为电源供电时,问题尤为突出。如何将单电源方便地转换成双电源,是便携式仪表设计当中经常遇到问题。以下以图 3-18 为例讲解如何将单电源转换成双电源。

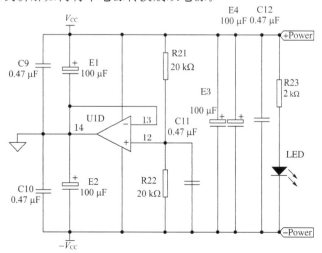

图 3-18　单电源转换成双电源原理图

为了使本电源转换电路能很好地工作,所选运算放大器必须是可以单电源工作的。本例中使用的运算放大器信号为 LM324。"＋Power"和"－Power"为输入电源的正负端。如果使用电池供电,"＋Power"和"－Power"分别连接电池的正负极。LED 是电源指示灯,当供电正常时,LED 发光。电解电容 E3、E4 和电容 C12 为电源滤波电容,滤除电源带来的干扰信号,同时起到平滑电源的作用。

R21、R22 对电源进行分压,二者中点的电压正好是电源电压数值的一半。运算放大器 U1D 是 LM324 当中的一个,其组成跟随电路将电源电压数值的一半跟随输出。U1D 的"14"脚输出的电压是电源电压数值的一半,且由于是运算放大器的输出,因而具备一定的输入和输出电流的能力,故作为整个放大电路的"地"。E1、E2、C9 和 C10 分别起到滤波和减小双电源内部输出内阻数值的功能。

上述单电源转换双电源的电路简洁、功能完备、性能较好,是小型便携式仪器仪表经常使用的转换电路。但是由于其使用运算放大器形成的跟随器,因此此电路的最大负载能力等于运算放大器的输出和输入电流能力。故此电路仅可用于小功率的放大电路。

3.6 肌力检测

3.6.1 肌力检测概述

人体依靠肌肉提供力量才能完成站、蹲、行、坐、卧和躺等生活活动。当发生意外或患病,使得患者肌肉力量减弱或丧失会较大程度影响患者的生活。如何确定患者伤病程度及康复状态,适当的肌力测量可以提供必要的辅助信息。

3.6.2 拉压力传感器

为了测量肌力,通常会使用拉压力传感器。拉压力传感器是使用压力敏应变片,附之适当的变换电路,输出与力量成比例的电压或电流信号。拉压力传感器通常采用压力敏应变片组成桥式检测电路,将压力差转换成电信号。由于传感器输出的信号幅度较弱,需要通过变送器将检测的信号放大、调整以便达到统一的灵敏度和线性度。

如图 3-19 所示为普通拉压力传感器与拉压力变送器,左边为拉压力传感器,右边为拉压力变送器。拉压力传感器通常制作成"S"形状,中部上下两侧使用双应变片,分别安放在桥式检测电路一端的上臂和另一端的下臂。这样安放使得桥式检测电路检测拉压力的灵敏度提高一倍。由于拉压力应变片的信号非常微弱,所以通常要配放大器予以放大才能被识别和应用。拉压力变送器负责放大应变片的信号并使之在满量程范围内输出 0～5 V 电压或 4～20 mA 电流。使用者测量变送器输出或电流就可以准确得到拉压力的数值,从而达到检测的目的。

拉压力传感器与压电晶体传感器不同之处在于,压电晶体传感器仅能检测动态变化,而拉压力传感器可以检测静态力量和一定频率以下的动态力量。

3.6.3　肌力实验

使用拉压力传感器可以在教师的指导下进行对患者的握力、上肢推拉力、下肢蹬拉力等肌力的测量与评估,并提交实验报告。

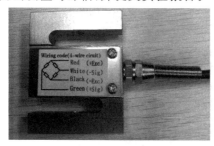
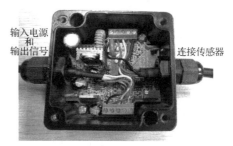

图 3-19　普通拉压力传感器与拉压力变送器

3.7　　　血压测量

3.7.1　气压传感器

目前临床使用间接测量法测量血压。

目前电子血压计由可控气泵、气压传感器和单片机系统组成。可控气泵在单片机的控制下向袖带加压,气压传感器检测气压数值。当气压超过一定数值且气压传感器检测不到脉搏搏动时,单片机控制可控气泵减压,当气压传感器检测到搏动时的气压即是收缩压。单片机控制可控气泵继续减压,当气压传感器检测不到搏动时的气压即是舒张压。

适合血压检测的气压传感器的种类非常多,本实验以 MPX5050 为例。MPX5050 是扩散硅技术的压力传感器,测量范围 0~50 kPa。MPX5050 的实物和特性曲线如图 3-20 所示。

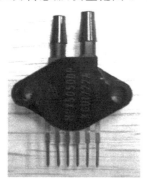
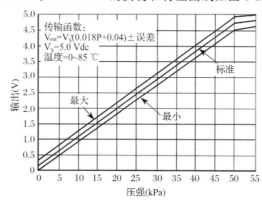

图 3-20　MPX5050 的实物和特性曲线

从图 3-20 的输出函数可以看出,MPX5050 在正常的室温范围内(0~40 ℃)的线性非常好,而且量程满足人体血压范围(0~40 kPa,对应 0~300 mmHg)。

3.7.2 电子血压计实验

本实验的目的是要求读者通过对 MPX5050 气压传感器的认识,结合所学单片机知识,在指导教师的指导下完成电子血压计的硬件检测算法。

如图 3-21 所示为电子血压检测实验设备。图中使用水银血压计作为气压监测以检查 MPX5050 检测的准确性。

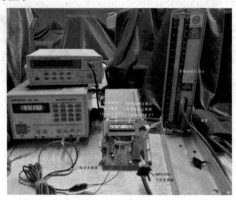

图 3-21　电子血压检测实验设备

3.8　　　显微镜实验

3.8.1 显微镜介绍

大约在公元一世纪,人们发明了玻璃,罗马人通过它观察事物和做各种测试。他们用各种形状的透明玻璃来做实验,其中就有边缘薄、中间厚的玻璃。他们发现,如果把这种"镜片"放在物体上,物体看起来变大了。这些所谓的镜片其实并不是现代意义上的镜片,应该叫放大镜,或者凸透镜。

大约在公元十三世纪,镜片才开始被广泛使用,那时的眼镜商通过磨玻璃的形式来制造镜片。后来考古人员发现,大约在公元十七世纪,人们通过叠加镜片的形式来制造光学设备。

早期的"显微镜"的放大倍率大概在 6 倍到 10 倍。当时人们乐于拿它来观察跳蚤和其他的小昆虫,因此早期的放大镜叫作"跳蚤镜"。

大约在 1590 年,荷兰眼镜工匠 Zaccharias Jansen 和他的父亲 Hans 开始尝试用镜片放大景物。他们把一些镜片放到圆形管里,然后显微镜就诞生了。靠近管子底部的物体得到了放大,而且要比任何单放大镜片的放大倍率高很多。很大程度上,他们的第一台显微镜被认为是一种创新,尚不能作为科学仪器使用,因为放大倍率仅有 9 倍,而且图像有些模糊。

世界上第一台真正意义上的显微镜出现在公元十七世纪晚期,发明者是荷兰的布匹商人、显微镜的先驱人物 Antonius van Leeuwenhoek,他自己磨制出了简易的显微镜,只有一个镜片,可以用手拿着进行观察。他把一个小玻璃球磨制成了镜片,放大倍数竟然达到了 720 倍。要知道,当时其他显微镜的放大倍数最高仅有 50 倍。他用这个镜片做成了世界上第一台实用显微镜。

Antonius van Leeuwenhoek 把一个凸镜用螺丝钉连接到一个金属固定器上,于是他的显微镜就做成了。在显微镜下,他看到了细菌、酵母、血液细胞和很多水中微小的浮游生物。

为了提高单镜片显微镜的能力,必须要缩短焦距。然而,缩短焦距必须要缩小镜片直径。为了解决这个问题,公元十八世纪左右,人们将已有的显微镜改进为复式显微镜。复式显微镜使用了不止一个镜片,因此一个镜片下的图像可以接着被另一个镜片放大。

从根本上来说,"显微镜"这个词在过去指的就是复式显微镜。复式显微镜里,紧贴着物体的镜片叫作"物镜",紧贴着眼睛的镜片叫作"目镜"。

任何显微镜的功能都是为了增强分辨率。显微镜用来放大物体的形状,因此我们可以用它来观察那些肉眼看不到的事物。正因如此,人们常常搞不清分辨率与放大倍率的区别。"放大倍率"指的是图像的尺寸。一般,放大倍率越大,分辨率就越高,但是特殊情况下则不然。镜片设计有很多局限性,有时候会导致放大倍率增加了,分辨率却没有提高。在放大倍率和分辨率之间难以兼得的原因,在于人眼看待这两种物体的能力有限。

英国人 Robert Hooke 用显微镜发现了所有生命的基本组成部分:细胞,从而被公认为是显微镜历史上的重要事件,十七世纪中期,Robert Hooke 在研究软木塞的时候,发现了网格结构,这使他想起了修道院里叫"cells"的小房间。Robert Hooke 也被认为是第一个使用三镜片的人。

在显微镜出现早期,由于玻璃的质量较差,镜片的形状也不完善,所以人们用显微镜看到的物体形状比较歪曲。直到十九世纪中期,显微镜技术得到跳跃性的提升,逐渐有了现代显微镜的特性。

3.8.2 显微镜的基本问题

为了减少显微镜的质量,并提高其分辨率,有三个基本问题要克服:

(1)色差

由于不同颜色的光波长不同,所以光透过镜片后光色会发生不规则的弯曲形成色差。这个难题被 18 世纪 30 年代的 Chester Hall 解决了。他发现,如果使用不同形状和不同光线弯曲特性的第二个镜片,即可以重新对齐颜色,无须牺牲第一个镜片的放大倍率。

(2)球面像差

光打在镜片不同部位上,会出现不规则弯曲,Joseph Jackson Lister 在 1830 年解决了这个问题。他发现,把镜片按照精密的距离进行排列,第一个镜片的像差被消除了。低能力、低曲率的镜片可以做成最小像差,使用这种类型的镜片,然后放在一系列镜片的第一位置,球面像差的问题迎刃而解。

(3)油镜

作为一台显微镜,最好的形状就是圆锥体,因为它能够尽可能地聚集更多的光。

Ernst Abbe 在 1870 年左右解决了这一难题。他使用水浸或油浸镜片最大化地完成了光的聚集,改变了使用物镜收集光的物理定律。Ernst Abbe 能取得的最大分辨率在 10 倍左右。0.2 μm 或 200 nm 的分辨率已经是光的波长所能施加影响的物理极限了。

3.8.3 显微镜的种类

近些年显微镜的发展速度开始变慢,大多数显微镜都遵循同样的结构定律,类型无异于三种:单目、双目和体视双目显微镜。

当显微镜设计的技术难度达到一个临界点时,就开始了新的进化。目前显微镜大致可以分为:普通光学显微镜、暗视野显微镜、相差显微镜、荧光显微镜和电子显微镜。

普通光学显微镜:普通光学显微镜通常以自然光或灯光为光源,其波长约 0.5 μm。在最佳条件下,显微镜的最大分辨率为波长的一半,即 0.25 μm,而肉眼所能看到的最小影像为 0.2 mm,故在普通光学显微镜下用油镜放大 1000 倍,可将 0.25 μm 的微粒放大到 0.25 mm,肉眼便可以看清,一般细菌大于 0.25 μm,故用普通光学显微镜均能清楚看到。

暗视野显微镜:暗视野显微镜是用特制的暗视野集光器代替普通光学显微镜上的明视野集光器,由于暗视野集光器的中央为遮光板,光线不能直接射入镜筒,故背景视野黑暗无光,而从集光器四周边缘斜射到标本部位的光线,经菌体散射后进入物镜。故在强光的照射下,可以在黑暗的背景中看到发亮的菌体,犹如夜空中的明亮星星。明暗反差提高了观察效果,多用于检查不染色的活细菌和螺旋体的形态及运动观察。

相差显微镜:在进行未染色标本检查时,由于细菌的折旋光性与周围环境的折旋光性相近,明暗对比不明显。在普通光学显微镜下不易看清,用暗视野显微镜只能看到发亮的菌体轮廓,看不清内部结构。而相差显微镜依据光波穿过标本中密度不同的部位时,引起光相差异,利用相差板的光栅作用,改变直射光的光相和振幅,将光相的差异转换成光的强度的差异,使细菌中的某部分结构比其他部分深暗,衬托出鲜明的对比。相差显微镜主要用于检查不染色活细菌的形态及某些内部结构。

荧光显微镜:荧光显微镜以紫外光或蓝紫光为光源,能激发荧光物质发光使之成为可见光。细菌经荧光色素染色后,置于荧光显微镜下,即可激发荧光,因此在暗色的背景下可以看到发射荧光的细菌。由于紫外光与蓝紫光的波长较短(0.3～0.4 μm),故分辨率得到进一步提高。荧光显微镜还广泛应用于免疫荧光技术中。

电子显微镜:电子显微镜以电子流代替光源,其波长极短(约为 0.005 nm),分辨能力大大提高,电磁圈代替普通显微镜的光学放大系统,放大倍数可达数万至数十万倍,能分辨 1 nm 的物体,细菌的表面形态和内部超微结构均能清楚地显现。电子显微镜有透射电子显微镜和扫描电子显微镜。前者适于观察细菌内部的超微结构,后者适于对细菌表面结构及附件的观察。用电子显微镜观察,标本需经特殊制片,在干燥真空的状态下检查,不能观察到活的微生物。

3.8.4　显微镜结构

显微镜结构大同小异,普通光学显微镜主要由目镜、物镜、载物台和光源组成,配合观测提供焦距调节、光源亮度调节、载玻片前后和水平调节。目镜的倍率是 10,标记为 10X;物镜倍率种类较多,常用的倍率有 4、10、40 和 100,分别标记为:4X、10X、40X 和 100X。一台显微镜总的倍率等于目镜倍率乘以物镜倍率,所以,通常普通光学显微镜的最高倍率为 1000。

如图 3-22 所示为普通教学用光学显微镜,各个部分在图中相应位置做了指示标注。

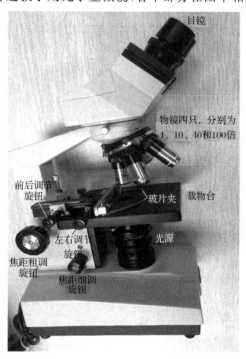

图 3-22　普通教学用光学显微镜

3.8.5　显微镜使用实验

在指导教师的要求下,在完成教师指定要求操作和实验后,请读者认真填写实验报告。

3.9　单导心电图机的使用

心电图机是临床必备的医疗仪器,随着技术的进步,心电图机的体积、质量在不断减少,技术性能则不断提高。心电图机按照使用功能分为单导联、三导联和 12 导联,其中

12导联称为全导联心电图机,也是目前医院临床使用的较多机型。但是,单导心电图机在社区医院、救护中心以及市县级医院仍然在大量使用。所以,熟练掌握单导心电图机的使用是医护人员和生物医学工程专业学生的基本技能之一。

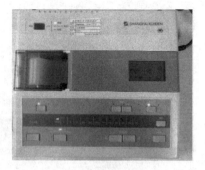

图 3-23 单导心电图机

如图3-23所示为一款单导心电图机,可以选择需要的导联进行测量,也可以依次测量12导联的心电信号,并记录在专用纸带用于记录和分析。熟练掌握心电图机的操作是基本实验训练的重要内容。读者在指导教师的指导下掌握单导心电图机的主要技术指标、操作方法,并填写实验报告。

3.10 监护仪的使用

监护仪是临床和ICU (Intensive Care Unit)必备的医疗仪器,随着技术的进步,监护仪的体积、质量和价格均在不断降低,技术性能则不断提高。监护仪具备心电、呼吸、脉搏、血压和血氧饱和度等多种生理指标的实时监测,并具有各个生理参数的超限报警、记录功能。

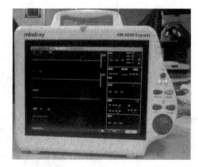

图 3-24 监护仪

如图3-24所示为一款市场常见和使用的监护仪。熟练掌握监护仪的操作是基本实验训练的重要内容。读者在指导教师的指导下掌握监护仪的主要技术指标、操作方法,并填写实验报告。

3.11 呼吸机的使用

随着社会老龄化日趋严重,加之环境空气质量不佳等原因造成我国呼吸系统疾病患者数量逐年增多。用于呼吸系统辅助的呼吸机也随之得到普及。呼吸机按照使用方式分为有创和无创两大类。有创呼吸机主要用于在医院做气管切割术后的患者,常见于ICU,其功能强大、操作复杂,由许多小功能子系统构成,需要专业人员操作才能正常使用。无创呼吸机的应用要求略低于有创呼吸机,常用于未做气管切割的呼吸系统疾病患者。近年来,随着呼吸系统疾病患者数量逐年增多,家用的无创呼吸机越来越多。掌握家用无创呼吸机的技术性能和使用方法是生物医学工程专业的基本要求。

如图3-25所示为一款家用无创呼吸机的整机及其附件。熟练掌握呼吸机的操作是

基本实验训练的重要内容。读者在指导教师的指导下掌握呼吸机的主要技术指标、操作
方法,并填写实验报告。

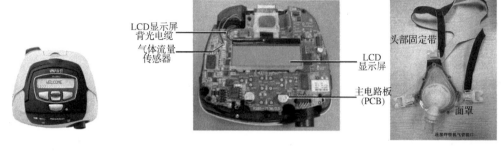

图 3-25　家用无创呼吸机的整机及其附件

3.12　综合实验

3.12.1　综合实验概述

综合实验是以单片机为核心,以 LCD 模块、蜂鸣器、串口通信和按键电路等各个功能
模块组成的一个实验系统。该系统的目的是将设计训练、逆向工程、元器件选择、焊接工
艺训练、测试训练和整机统调训练融合为一体的综合实验。

3.12.2　设计训练

本实验要求读者按照数字时钟的规律利用单片机来设计一个数字时钟。完成时分秒
和年月日的计算、显示和设置,以及完成百分之一跑表和倒计时等功能。读者根据以上要
求设计符合要求的系统,并完成相应的设计、计算、元器件选择和原理图的绘制,并在实验
报告中详细分析说明。

具体设计要求:

(1)使用 8～15 V 直流电源供电。电源有可能在 8～15 V 之间波动,电路要具有抑制
电源波动的能力。

(2)具有防止电源反接功能。即,当电源正负极接反时,不能损坏电源,也不能损坏实
验电路。

(3)开机时具有自检功能。自检功能,即开机时点亮所有指示灯和液晶段位,蜂鸣器
鸣叫,之后熄灭所有指示灯和液晶段位,蜂鸣器静默。

(4)同时显示时分秒,需要时可以显示年月日。

(5)可以手动调节日期和时间。

(6)具有容错设计,对输入错误的日期和时间可以自动修正。例如,大小月的日期,闰
年的二月份日期,错误的时分秒信息。

（7）调节按键具有声、光指示。

（8）有符合 RS232 标准的接口电路。所有显示和操作信息可以通过 RS232 接口以 ASCII 字符方式输出。

3.12.3　逆向工程

在正常教学环节，学生接受的大多是设计训练，即由教师提出目的要求，学生利用所学的知识完成设计。而在实际生活、生产过程中，为了深入了解产品的结构、性能或快速达到学习目的，往往会对现有产品进行深入剖析，反向进行研究，这就是所说的逆向工程。

逆向工程（又称逆向技术，Reverse Engineering），是一种产品设计技术再现过程，即对一项目标产品进行逆向分析及研究，从而演绎并得出该产品的处理流程、组织结构、功能特性及技术规格等设计要素，以制作出功能相近，但又不完全一样的产品。逆向工程源于商业及军事领域中的硬件分析。其主要目的是在不能轻易获得必要的生产信息的情况下，直接从成品分析、推导出产品的设计原理。

逆向工程可能会被误认为是对知识产权的严重侵害，但是在实际应用上，反而可能会保护知识产权所有者。例如在集成电路领域，如果怀疑某公司侵犯知识产权，可以用逆向工程技术来寻找证据。

在以往的教学活动中，偏重于正常设计的教学，但是随着技术的飞速发展，利用逆向工程技术来了解和掌握新产品的技术性能，并在此基础上设计性能更优的产品也是在实际工作当中经常遇到的实际需求。当然，在进行逆向工程时，应该注意尊重和保护已有知识产权。

在逆向工程实验中，学生要依据提供的实验板，绘制出原理图，并标注元器件参数。之后根据绘制原理图对照自己设计的原理图进行分析。如图 3-26 所示为进行逆向工程训练的 PCB（即实验 PCB）。

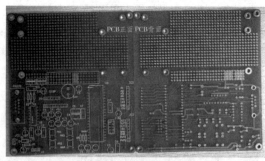

图 3-26　实验 PCB

3.12.4　焊接工艺训练

焊接是电子产品设计、试验和生产过程中必不可少的一个工艺环节。电子产品质量的优劣体现在焊接工艺层面。随着产量的增大，目前电子产品的焊接工艺基本依靠波峰焊、红外焊等生产流水线来完成。但是，对于生产线完成产品的查缺补漏，以及特殊规格的元器件仍然需要人工进行。因此，焊接工艺训练是非常重要的一项技能训练。

在指导教师的要求下，在完成焊接工艺训练的同时，请读者认真填写实验报告。

3.12.5　测试训练

任何产品均由零部件组成,每一个零部件性能的好坏直接影响最终产品的性能。如何确定零部件性能的优劣,只能通过测试的方法。因而,"测试"工艺是伴随产品生产的全过程。"测试"位置的适当与否决定测试的效果;"测试"范围的设置决定性能的优劣;"测试"准确性决定产品灵敏度和分辨率。

"测试"的位置、范围和准确性依据产品技术要求和原理图来确定。每一样产品,或同样但不同等级的产品有着不同的测试要求。通常而言,测试位置的选择主要遵循以下基本原则:

(1)主要芯片的供电电压是否满足幅度与波动要求;

(2)系统基准振荡信号源频率、幅度是否满足要求;

(3)主要的输入信号频率、幅度是否满足要求。

(4)主要的输出信号频率、幅度和强度是否满足要求;

(5)视觉输出是否满足要求;

(6)声响输出的强度是否达到声强要求及时间是否达标;

(7)电源消耗是否达标;

(8)按键、触屏是否灵敏且操作可靠。

每种产品要求和标准不一,以上选择依据仅供参考。请读者按照上述基本准则自行设计测试标准,并详细填写实验报告。

3.12.6　整机统调训练

整机统调是产品出厂前的技术测试,是所有零部件、子系统连接完成后的全面测试。主要测试各个零部件、子系统之间是否连接完整、可靠和稳定,系统功能是否正常和完整。

整机统调依据性能不同而各异,统调指标大致如下:

(1)整机电源消耗是否正常;

(2)显示输出是否正确,显示亮度是否足够,显示角度范围是否达标;

(3)输出声响是否达标;

(4)各个按键功能是否正常;

(5)输出信号是否正确。

请读者按照上述基本准则,自行设计测试标准,并详细填写实验报告。

第 4 章

实验报告

　　实验报告是实验教学环节中重要的组成部分,也是记录实验过程的重要原始资料。实验报告记录的认真、详细有助于对研究问题认识的深入,并帮助实验人员在日后的分析中起到重要作用。虽然目前许多文件均要求电子版,但实验报告等原始资料仍旧保留手工记录方式。在实验教学中,养成认真、细致和翔实记录实验过程形成报告的习惯将有助于学生日后所从事的各项工作。

　　实验报告通常分为时间、地点、使用设备和仪器、实验步骤、实验现象、实验结果和结果分析等部分。实验报告中的时间通常包含起止时间,记录实验工作开始和结束的时间。如果一次实验需要几次不同的时间段来完成,应当记录每一次的开始和结束的时间。实验报告中的地点要详细记录实验的位置与布置,如房间号、房间环境等。实验报告中应当详细记录实验所使用的设备和仪器,以及设备和仪器的名称、型号、数量和附件的描述。实验报告中应当详细记录实验过程中的每一次操作、调整环节,以及具体的操作和调整数据。实验报告中的实验现象需要详细记录实验过程中每一次操作、调整所引起的现象变化。通常,实验步骤和实验现象在记录过程中交互进行。随着拍摄等图像设备的广泛应用,实验现象的记录可以采取拍照和摄像方式予以记录,在上交实验报告时可以从摄像中截图作为照片粘贴在实验报告中。如果实验与温度和湿度相关,则需要在报告中记载环境温度和湿度数值。

　　本教材提供的 21 项实验报告及 3 份备用实验报告供实验课程使用,并要求学生亲自动手完成。

| 实验 1 | | | 光敏三极管光电特性 | | | |

生物医学工程专业实验报告

课程名称						
实验名称			光敏三极管光电特性			
实验人员		班级			学号	
实验日期		实验时间			实验地点	
实验仪器						

实验要求和内容

实验步骤

1.

2.

3.

4.

5.

6.

7.

8.

9.

实验结果

<table>
<tr><td colspan="11" align="center">实验记录表格1</td></tr>
<tr><td colspan="2" align="center">光源</td><td colspan="9" align="center">1.白光　2.红光　3.绿光　4.蓝光</td></tr>
<tr><td colspan="2" align="center">照度(lx)：</td><td colspan="2" align="center">照度(lx)：</td><td colspan="2" align="center">照度(lx)：</td><td colspan="2" align="center">照度(lx)：</td><td colspan="2" align="center">照度(lx)：</td></tr>
<tr><td>Vce(V)</td><td>Ic(mA)</td><td>Vce(V)</td><td>Ic(mA)</td><td>Vce(V)</td><td>Ic(mA)</td><td>Vce(V)</td><td>Ic(mA)</td><td>Vce(V)</td><td>Ic(mA)</td></tr>
<tr><td></td><td></td><td></td><td></td><td></td><td></td><td></td><td></td><td></td><td></td></tr>
<tr><td></td><td></td><td></td><td></td><td></td><td></td><td></td><td></td><td></td><td></td></tr>
<tr><td></td><td></td><td></td><td></td><td></td><td></td><td></td><td></td><td></td><td></td></tr>
<tr><td></td><td></td><td></td><td></td><td></td><td></td><td></td><td></td><td></td><td></td></tr>
<tr><td></td><td></td><td></td><td></td><td></td><td></td><td></td><td></td><td></td><td></td></tr>
<tr><td></td><td></td><td></td><td></td><td></td><td></td><td></td><td></td><td></td><td></td></tr>
<tr><td></td><td></td><td></td><td></td><td></td><td></td><td></td><td></td><td></td><td></td></tr>
<tr><td></td><td></td><td></td><td></td><td></td><td></td><td></td><td></td><td></td><td></td></tr>
<tr><td></td><td></td><td></td><td></td><td></td><td></td><td></td><td></td><td></td><td></td></tr>
</table>

<table>
<tr><td colspan="11" align="center">实验记录表格2</td></tr>
<tr><td colspan="2" align="center">光源</td><td colspan="9" align="center">1.白光　2.红光　3.绿光　4.蓝光</td></tr>
<tr><td colspan="2" align="center">照度(lx)：</td><td colspan="2" align="center">照度(lx)：</td><td colspan="2" align="center">照度(lx)：</td><td colspan="2" align="center">照度(lx)：</td><td colspan="2" align="center">照度(lx)：</td></tr>
<tr><td>Vce(V)</td><td>Ic(mA)</td><td>Vce(V)</td><td>Ic(mA)</td><td>Vce(V)</td><td>Ic(mA)</td><td>Vce(V)</td><td>Ic(mA)</td><td>Vce(V)</td><td>Ic(mA)</td></tr>
<tr><td></td><td></td><td></td><td></td><td></td><td></td><td></td><td></td><td></td><td></td></tr>
<tr><td></td><td></td><td></td><td></td><td></td><td></td><td></td><td></td><td></td><td></td></tr>
<tr><td></td><td></td><td></td><td></td><td></td><td></td><td></td><td></td><td></td><td></td></tr>
<tr><td></td><td></td><td></td><td></td><td></td><td></td><td></td><td></td><td></td><td></td></tr>
<tr><td></td><td></td><td></td><td></td><td></td><td></td><td></td><td></td><td></td><td></td></tr>
<tr><td></td><td></td><td></td><td></td><td></td><td></td><td></td><td></td><td></td><td></td></tr>
<tr><td></td><td></td><td></td><td></td><td></td><td></td><td></td><td></td><td></td><td></td></tr>
<tr><td></td><td></td><td></td><td></td><td></td><td></td><td></td><td></td><td></td><td></td></tr>
<tr><td></td><td></td><td></td><td></td><td></td><td></td><td></td><td></td><td></td><td></td></tr>
</table>

实验记录表格 3

光源		1. 白光　2. 红光　3. 绿光　4. 蓝光							
照度(lx)：		照度(lx)：		照度(lx)：		照度(lx)：		照度(lx)：	
Vce(V)	Ic(mA)	Vce(V)	Ic(mA)	Vce(V)	Ic(mA)	Vce(V)	Ic(mA)	Vce(V)	Ic(mA)

实验记录表格 4

光源		1. 白光　2. 红光　3. 绿光　4. 蓝光							
照度(lx)：		照度(lx)：		照度(lx)：		照度(lx)：		照度(lx)：	
Vce(V)	Ic(mA)	Vce(V)	Ic(mA)	Vce(V)	Ic(mA)	Vce(V)	Ic(mA)	Vce(V)	Ic(mA)

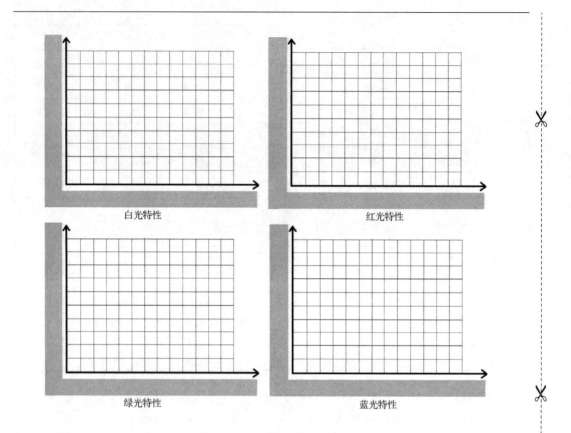

白光特性

红光特性

绿光特性

蓝光特性

实验总结

完成日期		实验表现		指导教师	

实验 2　　　　　　　　　　　　　**光电池光电特性**

生物医学工程专业实验报告

课程名称					
实验名称		光电池光电特性			
实验人员		班级		学号	
实验日期		实验时间		实验地点	
实验仪器					

实验要求和内容

实验步骤

1.

2.

3.

4.

5.

6.

7.

8.

9.

实验结果

实验记录表格1									
光源		1.白光　2.红光　3.绿光　4.蓝光							
照度(lx)：		照度(lx)：		照度(lx)：		照度(lx)：		照度(lx)：	
Vce(V)	Ic(mA)	Vce(V)	Ic(mA)	Vce(V)	Ic(mA)	Vce(V)	Ic(mA)	Vce(V)	Ic(mA)

实验记录表格2									
光源		1.白光　2.红光　3.绿光　4.蓝光							
照度(lx)：		照度(lx)：		照度(lx)：		照度(lx)：		照度(lx)：	
Vce(V)	Ic(mA)	Vce(V)	Ic(mA)	Vce(V)	Ic(mA)	Vce(V)	Ic(mA)	Vce(V)	Ic(mA)

实验记录表格3									
光源		1.白光　2.红光　3.绿光　4.蓝光							
照度(lx)：		照度(lx)：		照度(lx)：		照度(lx)：		照度(lx)：	
Vce(V)	Ic(mA)	Vce(V)	Ic(mA)	Vce(V)	Ic(mA)	Vce(V)	Ic(mA)	Vce(V)	Ic(mA)

实验记录表格4									
光源		1.白光　2.红光　3.绿光　4.蓝光							
照度(lx)：		照度(lx)：		照度(lx)：		照度(lx)：		照度(lx)：	
Vce(V)	Ic(mA)	Vce(V)	Ic(mA)	Vce(V)	Ic(mA)	Vce(V)	Ic(mA)	Vce(V)	Ic(mA)

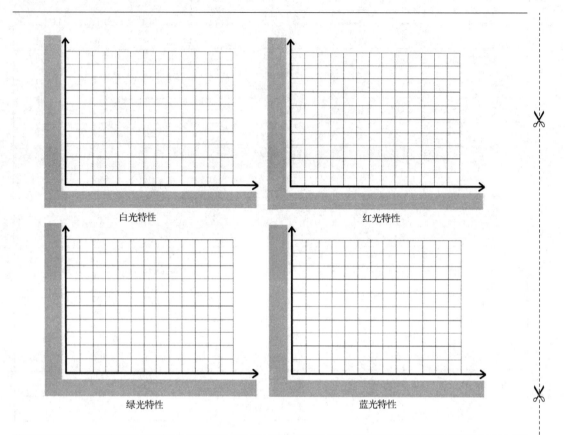

白光特性　　　　　　　　　　　红光特性

绿光特性　　　　　　　　　　　蓝光特性

实验总结

完成日期		实验表现		指导教师	

实验 3		光敏三极管脉搏检测实验			

生物医学工程专业实验报告

课程名称					
实验名称		光敏三极管脉搏检测实验			
实验人员		班级		学号	
实验日期		实验时间		实验地点	
实验仪器					

实验要求和内容

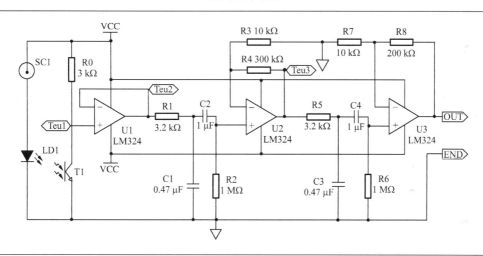

实验步骤

1.

2.

3.

4.

5.

6.

7.

8.

9.

实验结果

实验总结

完成日期		实验表现		指导教师	

实验 4	光电池脉搏检测实验		

生物医学工程专业实验报告

课程名称			
实验名称	光电池脉搏检测实验		
实验人员	班级		学号
实验日期	实验时间		实验地点
实验仪器			

实验要求和内容

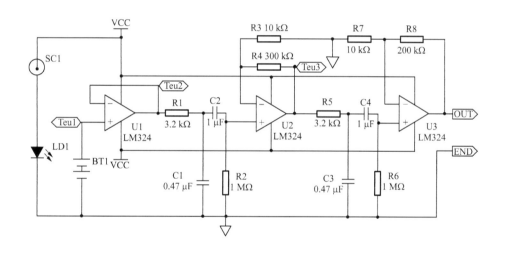

实验步骤

1.

2.

3.

4.

5.

6.

实验结果

实验总结

完成日期		实验表现		指导教师	

实验 5		压电晶体脉搏检测实验		

生物医学工程专业实验报告

课程名称				
实验名称		压电晶体脉搏检测实验		
实验人员		班级	学号	
实验日期		实验时间	实验地点	
实验仪器				

实验要求和内容

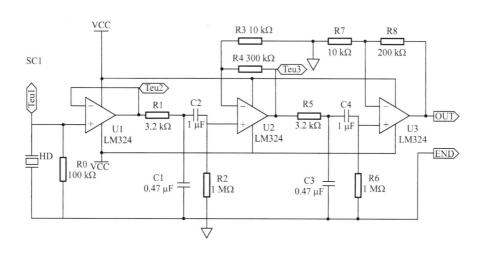

实验步骤

1.

2.

3.

4.

5.

6.

实验结果

实验总结

完成日期		实验表现		指导教师	

实验 6　　　　　　　　　　　　**温度传感器实验**

生物医学工程专业实验报告

课程名称					
实验名称			温度传感器实验		
实验人员		班级		学号	
实验日期		实验时间		实验地点	
实验仪器					

实验要求和内容

实验步骤

1.

2.

3.

4.

5.

6.

7.

8.

实验结果

实验总结

完成日期		实验表现		指导教师	

| 实验 7 | 气压传感器实验 |

生物医学工程专业实验报告

课程名称					
实验名称	气压传感器实验				
实验人员		班级		学号	
实验日期		实验时间		实验地点	
实验仪器					

实验要求和内容

实验步骤

1.

2.

3.

4.

5.

6.

7.

8.

实验结果

实验总结

完成日期		实验表现		指导教师	

实验 8					血压波动实验	

生物医学工程专业实验报告

课程名称					
实验名称		血压波动实验			
实验人员		班级		学号	
实验日期		实验时间		实验地点	
实验仪器					

实验要求和内容

实验步骤

1.

2.

3.

4.

5.

6.

7.

8.

实验结果

实验总结

完成日期		实验表现		指导教师	

实验 9   **拉压力传感器实验**

生物医学工程专业实验报告

课程名称					
实验名称	拉压力传感器实验				
实验人员		班级		学号	
实验日期		实验时间		实验地点	
实验仪器					

实验要求和内容

实验步骤

1.

2.

3.

4.

5.

6.

7.

8.

实验结果

实验总结

完成日期		实验表现		指导教师	

实验 10					显微镜使用实验		

生物医学工程专业实验报告

课程名称							
实验名称				显微镜使用实验			
实验人员		班级			学号		
实验日期		实验时间			实验地点		
实验仪器							

实验要求和内容

实验步骤

1.

2.

3.

4.

5.

6.

7.

8.

实验结果

实验总结

完成日期		实验表现		指导教师	

实验 11　　　　　　　　　　**心电放大器实验**

生物医学工程专业实验报告

课程名称					
实验名称	心电放大器实验				
实验人员		班级		学号	
实验日期		实验时间		实验地点	
实验仪器					

实验要求和内容

实验步骤

1.

2.

3.

4.

5.

6.

7.

8.

实验结果

实验总结

完成日期		实验表现		指导教师	

实验 12　　　　　　　　　**单导心电图机使用实验**

生物医学工程专业实验报告

课程名称					
实验名称	单导心电图机使用实验				
实验人员		班级		学号	
实验日期		实验时间		实验地点	
实验仪器					

实验要求和内容

实验步骤

1.

2.

3.

4.

5.

6.

7.

8.

实验结果

实验总结

完成日期		实验表现		指导教师	

| 实验 13 | 监护仪使用实验 |

生物医学工程专业实验报告

课程名称					
实验名称	监护仪使用实验				
实验人员		班级		学号	
实验日期		实验时间		实验地点	
实验仪器					

实验要求和内容

实验步骤

1.

2.

3.

4.

5.

6.

7.

8.

实验结果

实验总结

完成日期		实验表现		指导教师	

实验 14			无创呼吸机使用实验		

生物医学工程专业实验报告

课程名称					
实验名称			无创呼吸机使用实验		
实验人员		班级		学号	
实验日期		实验时间		实验地点	
实验仪器					

实验要求和内容

实验步骤

1.

2.

3.

4.

5.

6.

7.

8.

实验结果

实验总结

完成日期		实验表现		指导教师	

实验 15	无创呼吸机关键信号检测实验

生物医学工程专业实验报告

课程名称					
实验名称	无创呼吸机关键信号检测实验				
实验人员		班级		学号	
实验日期		实验时间		实验地点	
实验仪器					

实验要求和内容

实验步骤

1.

2.

3.

4.

5.

6.

7.

8.

实验结果

实验总结

完成日期		实验表现		指导教师	

实验 16				原理设计实验		

生物医学工程专业实验报告

课程名称						
实验名称			原理设计实验			
实验人员		班级			学号	
实验日期		实验时间			实验地点	
实验仪器						

实验要求和内容

实验步骤

1.

2.

3.

4.

5.

6.

7.

8.

实验结果

实验总结

完成日期		实验表现		指导教师	

| 实验 17 | | 逆向工程实验 | | | |

生物医学工程专业实验报告

课程名称					
实验名称		逆向工程实验			
实验人员		班级		学号	
实验日期		实验时间		实验地点	
实验仪器					

实验要求和内容

实验步骤

1.

2.

3.

4.

5.

6.

7.

8.

实验结果

实验总结

完成日期		实验表现		指导教师	

| 实验 18 | | PCB 板焊接实验 | | | |

生物医学工程专业实验报告

课程名称					
实验名称		PCB 板焊接实验			
实验人员		班级		学号	
实验日期		实验时间		实验地点	
实验仪器					

实验要求和内容

实验步骤

1.

2.

3.

4.

5.

6.

7.

8.

实验结果

实验总结

完成日期		实验表现		指导教师	

实验 19	**PCB 板测试实验**

生物医学工程专业实验报告

课程名称					
实验名称	PCB 板测试实验				
实验人员		班级		学号	
实验日期		实验时间		实验地点	
实验仪器					

实验要求和内容

实验步骤

1.

2.

3.

4.

5.

6.

7.

8.

实验结果

实验总结

完成日期		实验表现		指导教师	

| 实验 20 | | | 系统统调实验 | | | |

生物医学工程专业实验报告

课程名称						
实验名称			系统统调实验			
实验人员		班级			学号	
实验日期		实验时间			实验地点	
实验仪器						

实验要求和内容

实验步骤

1.

2.

3.

4.

5.

6.

7.

8.

实验结果

实验总结

完成日期		实验表现		指导教师	

实验 21			阻抗式呼吸检测实验		

生物医学工程专业实验报告

课程名称					
实验名称			阻抗式呼吸检测实验		
实验人员		班级		学号	
实验日期		实验时间		实验地点	
实验仪器					

实验要求和内容

实验步骤

1.

2.

3.

4.

5.

6.

7.

8.

实验结果

实验总结

完成日期		实验表现		指导教师	

备用实验报告 1

生物医学工程专业实验报告

课程名称					
实验名称				实验	
实验人员		班级		学号	
实验日期		实验时间		实验地点	
实验仪器					

实验要求和内容

实验步骤

1.

2.

3.

4.

5.

6.

7.

8.

实验结果

实验总结

完成日期		实验表现		指导教师	

备用实验报告 2

生物医学工程专业实验报告

课程名称				
实验名称				实验
实验人员		班级		学号
实验日期		实验时间		实验地点
实验仪器				

实验要求和内容

实验步骤

1.

2.

3.

4.

5.

6.

7.

8.

实验结果

实验总结

完成日期		实验表现		指导教师	

备用实验报告 3

生物医学工程专业实验报告

课程名称				
实验名称				实验
实验人员		班级		学号
实验日期		实验时间		实验地点
实验仪器				

实验要求和内容

实验步骤

1.

2.

3.

4.

5.

6.

7.

8.

实验结果

实验总结

完成日期		实验表现		指导教师	

参 考 文 献

【1】于日浩,邱利军,朱政.电工工具使用入门.北京:化学工业出版社出版,2008 年 01 月.

【2】张晓东.小工具 大技巧 科技制作必备工具使用指南.北京:人民邮电出版社,2016 年 01 月.

【3】高吉祥.全国大学生电子设计竞赛系列教材(第 5 分册):电子仪器仪表设计.北京:高等教育出版社.2013 年 08 月.

【4】贺忠海.医学电子仪器设计(普通高等教育"十二五"规划教材).北京:机械工业出版社出版.2014 年 04 月.

【5】余学飞,叶继伦.现代医学电子仪器原理与设计(第三版).广州:华南理工大学出版社.2013 年 08 月.

【6】漆小平,付峰.医用电子仪器.北京:科学出版社出版.2017 年 03 月.

【7】高吉祥.电子仪器仪表设计.北京:电子工业出版社.2007 年 06 月.

【8】中国就业培训技术指导中心,劳动和社会保障部职业技能鉴定中心.电子仪器仪表装配工.北京:中国劳动社会保障出版社.2007 年 04 月.

【9】王艳出.医用电子仪器实训教程.上海:上海交通大学出版社.2017 年 09 月.

【10】Peter Basis.电路原理.北京:机械工业出版社.2015 年 12 月.

【11】范承志.电路原理(第 4 版"十二五"普通高等教育本科国家级规划教材).北京:机械工业出版社.2014 年 08 月.

【12】高吉祥.全国大学生电子设计竞赛系列教材(第 2 分册):模拟电子线路设计.北京:高等教育出版社.2013 年 07 月.

【13】刘积学,朱勇.模拟电子线路实验与课程设计.合肥:中国科学技术大学出版社.2016 年 08 月.

【14】贾立新.数字电路.北京:电子工业出版社.2017 年 04 月.

【15】张俊涛.数字电路与逻辑设计.北京:清华大学出版社.2017 年 09 月.

【16】国家标准.JJF 1392-2013 动态(可移动)心电图机型式评价大纲.2015 年 11 月.

【17】刘晓燕.临床脑电图培训教程.北京:人民卫生出版社.2011 年 11 月.

【18】朱勇.足下垂患者康复保健关键技术研究.西安:第四军医大学出版社.2016 年 01 月.

【19】威廉姆·O.泰特姆.脑电图手册.天津:天津科技翻译出版公司.2016 年 01 月.

【20】谭郁玲.临床脑电图与脑电地形图学.北京:人民卫生出版社.2004 年 12 月.

【21】朱勇,邱天爽.足下垂自适应刺激器[P].中国发明专利:ZL201010172105.7.申请日:20100514.证书号第 1108028 号.授权日:20121226.

【22】于德春.临床疾病诊断标准与国家体检标准[M].沈阳:辽宁科学技术出版社.1991年.

【23】南登昆.实用物理治疗手册[M].北京:人民军医出版社.2001年07月.

【24】朱勇,张研,宋佳,邱天爽.基于倾角的跌倒检测方法与系统研究[J].生物医学工程学杂志,2013,30(1).

【25】姚泰.生理学[M].北京:人民卫生出版社.2005年11月.

【26】郑思竟.人体解剖学(第二版)[M].北京:人民卫生出版社.1985年6月.

【27】朱勇,覃开蓉.一种肢体力量的二维测量装置[P].中国实用新型专利:ZL201620324323.0.申请日:20160418.证书号第5562296号.授权日:20160921.

【28】郝连旺,宋涛.呼吸信号检测方法的研究.微纳电子技术,2007,7/8.

【29】卢根娣,王世英.呼吸机操作手册.上海:上海科学技术出版社.2009年07月.

【30】朱勇.微型心电图机[P].中国实用新型专利:ZL200520112045.4.申请日:20050627.证书号第812365号.授权日:20060830.

【31】张志臣.呼吸机临床操作快速解读.北京:中国医药科技出版社.2012年07月.

【32】GONZALES J U, THOMPSON B C, THISTLETHWAITE J R, et al. Role of retrograde flow in the shear stimulus associated with exercise blood flow [J]. Clinical physiology and functional imaging, 2008, 28(5).